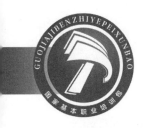

国家基本职业培训包（指南包 课程包）

健康管理师

（试行）

人力资源社会保障部职业能力建设司编制

U0344312

中国劳动社会保障出版社

图书在版编目（CIP）数据

健康管理师：试行 / 人力资源社会保障部职业能力建设司编制. -- 北京：中国劳动社会保障出版社，2020

国家基本职业培训包：指南包　课程包

ISBN 978-7-5167-4355-3

Ⅰ.①健…　Ⅱ.①人…　Ⅲ.①保健 – 职业培训 – 教材　Ⅳ.①R161

中国版本图书馆 CIP 数据核字（2020）第 035778 号

中国劳动社会保障出版社出版发行

（北京市惠新东街 1 号　邮政编码：100029）

*

北京市艺辉印刷有限公司印刷装订　　新华书店经销

880 毫米 ×1230 毫米　16 开本　9.5 印张　168 千字

2020 年 4 月第 1 版　　2022 年 4 月第 3 次印刷

定价：30.00 元

读者服务部电话：（010）64929211/84209101/64921644

营销中心电话：（010）64962347

出版社网址：http://www.class.com.cn

编 制 说 明

为贯彻落实《中华人民共和国国民经济和社会发展第十三个五年规划纲要》提出的"实行国家基本职业培训包制度"的要求,大力推行终身职业技能培训制度,推进实施职业技能提升行动,按照《人力资源社会保障部办公厅关于推进职业培训包工作的通知》(人社厅发〔2016〕162号)的工作安排,"十三五"期间,组织开发培训需求量大的100个左右国家基本职业培训包,指导开发100个左右地方(行业)特色职业培训包,到"十三五"末,力争全面建立国家基本职业培训包制度,普遍应用职业培训包开展各类职业培训。

职业培训包开发工作是新时期职业培训领域的一项重要基础性工作,旨在形成以综合职业能力培养为核心、以技能水平评价为导向,实现职业培训全过程管理的职业技能培训体系,这对于进一步提高培训质量,加强职业培训规范化、科学化管理,促进职业培训与就业需求的有效衔接,推行终身职业培训制度具有积极的作用。

国家基本职业培训包是集培养目标、培训要求、培训内容、课程规范、考核大纲、教学资源等为一体的职业培训资源总和,是职业培训机构对劳动者开展政府补贴职业培训服务的工作规范和指南。国家基本职业培训包由指南包、课程包和资源包三个子包构成,三个子包各含有相应培训内容与教学资源。

在征求各地培训需求的基础上,经调研论证,人力资源社会保障部组织有关行业专家编制了首批中式烹调师等10个职业(工种)的国家基本职业培训包（指南包 课程包），并于 2017 年 10 月印发施行。

在首批中式烹调师等 10 个职业（工种）国家基本职业培训包编制的基础上，2018 年 11 月，人力资源社会保障部继续组织有关行业专家开展第二批电工等 15 个职业（工种）的国家基本职业培训包（指南包 课程包）的编制工作。

此次编制的电工等 15 个职业（工种）的国家基本职业培训包遵循《职业培训包开发技术规程（试行）》的要求，依据国家职业技能标准和企业岗位技术规范，结合新经济、新产业、新职业发展编制，力求客观反映现阶段本职业（工种）的技术水平、对从业人员的要求和职业培训教学规律。

《国家基本职业培训包（指南包 课程包）——健康管理师（试行）》是在各有关专家的共同努力下完成的。参加编写的主要人员有李宏（广东南大职业培训学院）、韦莉萍、刘晓荣（广州南医营养与健康研究院）、吕永恒（南方医科大学中西医结合医院）、肖劲松（武汉大学中南医院）、何群（广东省公共卫生研究院）、赵炜（中山大学光华口腔医学院附属口腔医院），夏建红、柯海劲、吕霄、武丽、马远珠、宁静、吕英（广东省妇幼保健院）、周丕明（珠海市高新区人民医院）、胡文清（河北医科大学附属第三医院）、陈慧芳（上海金惠康复医院）、赵敬明（广东农工商学院）、廖敏（广东金融学院）、赵海珠（广东财经大学）、曹天生（广州市花都人民医院）、刘大川（广州卫生职业技术学院）、曾华松（广州市妇女儿童医疗中心）、邓海静（华北理工大学），参加审定的主要人员有黄正明（中国医药教育协会）、上官辉（南方医科大学）、张凤平（广东省中医师承研修中心），在编制过程中得到了广东南大职业培训学院、广州南医营养与研究院、中国医药教育协会健康与职业能力评价中心等有关单位的大力支持，在此一并致谢。

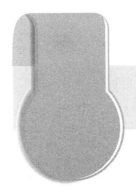

目　录

附录 培训要求与课程规范对照表

1

指南包

1.1 职业培训包使用指南

1.1.1 职业培训包结构与内容

健康管理师职业培训包由指南包、课程包、资源包三个子包构成，结构如图1所示。

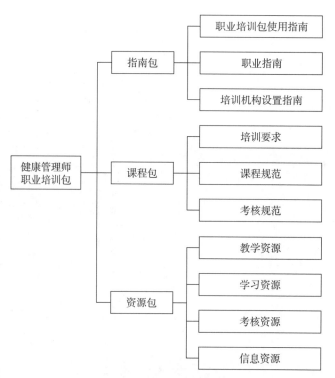

图1 职业培训包结构图

指南包是指导培训机构、培训教师与学员开展职业培训的服务性内容总合，包括职业培训包使用指南、职业指南和培训机构设置指南。职业培训包使用指南是培训教师与学员了解职业培训包内容、选择培训课程、使用培训资源的说明性文本；职业指南是对职业信息的概述；培训机构设置指南是对培训机构开展职业培训提出的具体要求。

课程包是培训机构与教师实施职业培训、培训学员接受职业培训必须遵守的规范总合，包括培训要求、课程规范、考核规范。培训要求是参照国家职业标准、结合职业岗位工作实际需求制定的职业培训规范；课程规范是依据培训要求、结合职业培训教学规律，对课程设置、课堂学时、课程内容与培训方法等所做的统一规定；考核规范是针对课程规范中所规定的课程内容开发的，能够科学评价培训学员过程性学习效果与终结性培训成果的规则，是客观衡量培训学员职业基本素质与职业技能水平的标准，也是实施职业培训过程性与终结性考核的依据。

资源包是依据课程包要求，基于培训学员特征，遵循职业培训教学规律，应用先进职业培训课程理念，开发的多媒介、多形式的职业培训与考核资源总合，包括教学资源、学习资源、考核资源和信息资源。教学资源是为培训教师组织实施职业培训教学活动提供的相关资源；学习资源是为培训学员学习职业培训课程提供的相关资源；考核资源是为培训机构和教师实施职业培训考核提供的相关资源；信息资源是为培训教师和学员拓展视野提供的体现科技进步、职业发展的相关动态资源。

1.1.2 培训课程体系介绍

健康管理师职业培训课程体系依据职业技能等级分为职业基本素质培训课程、三级/高级职业技能培训课程、二级/技师职业技能培训课程和一级/高级技师职业技能培训课程，每一类课程包含模块、课程和学习单元三个层级。健康管理师职业培训课程体系均源自本职业培训包课程包中的课程规范，以学习单元为基础，形成职业层次清晰、内容丰富的"培训课程超市"。

健康管理师职业培训课程学时分配一览表

职业技能等级	课堂学时		其他学时	培训总学时
	基本素质培训课程	职业技能培训课程		
三级/高级	128	135	17	280
二级/技师	12	98	24	134
一级/高级技师	8	57	25	90

注：课堂学时是指培训机构开展的理论课程教学及实操课程教学的建议最低学时数。除课堂学时外，培训总学时还应包括岗位实习、现场观摩、自学自练等其他学时。

（1）职业基本素质培训课程

模块	课程	学习单元	课堂学时
1. 职业认知与职业道德	1-1 职业认知	（1）健康管理概述	4
		（2）健康管理的基本策略	4
		（3）健康管理师职业简介	1
		（4）健康管理服务的礼仪礼节	2

续表

模块	课程	学习单元	课堂学时
1. 职业认知与职业道德	1-2 职业道德基本知识	(1) 健康管理职业道德	1
		(2) 健康管理中的伦理学	1
2. 医学基础知识和临床相关知识	2-1 组织学与解剖学基础知识	(1) 组织学与解剖学基础知识	4
	2-2 生理学基础知识	(1) 人体内环境及生理功能调节	1
		(2) 食物的消化与吸收	2
	2-3 医学免疫学与医学微生物学基础知识	(1) 医学免疫学基础	2
		(2) 医学微生物学基础	2
	2-4 临床诊断基础知识	(1) 诊断学基础知识	4
		(2) 基因检测基础知识	1
	2-5 临床主要治疗方法	(1) 药物治疗	3
		(2) 非药物治疗	1
	2-6 全科医学基础知识	(1) 全科医学基础知识	4
	2-7 中医学及中医保健基础知识	(1) 中医学基础知识	6
		(2) 中医养生学基础知识	2
		(3) 常用中药类保健食品	4
3. 预防医学及流行病学基础知识	3-1 预防医学基础知识	(1) 疾病预防与控制策略	4
		(2) 基本卫生保健基础知识	4
		(3) 社区公共卫生基础知识	4
	3-2 流行病学基础知识	(1) 流行病学基础知识	8
	3-3 生物统计学基础知识	(1) 生物统计学基础知识	7
	3-4 循证医学基础知识	(1) 循证医学基础知识	1
4. 营养学及保健食品基础知识	4-1 营养学基础知识	(1) 营养学基础知识	3
		(2) 能量和营养素	4
	4-2 各类食物的营养价值	(1) 各类食物的营养价值	7
	4-3 营养强化食品与保健食品基础知识	(1) 营养强化食品基础知识	1
		(2) 保健食品基础知识	1
		(3) 特殊医学用途的配方食品	1

续表

模块	课程	学习单元	课堂学时
5. 食品卫生与安全基础知识	5-1 食品卫生与安全基础知识	(1) 食品卫生与安全概述	1
		(2) 食品污染及预防	4
		(3) 食物中毒及预防	4
6. 健康保险基础知识	6-1 健康保险基础知识	(1) 健康保险概述	4
		(2) 健康保险与健康管理	6
7. 健康管理服务营销基础知识	7-1 健康管理服务营销基础知识	(1) 健康管理服务营销概述	3
		(2) 健康管理服务的消费分析	2
		(3) 健康管理服务营销方法	3
8. 相关法律、法规知识	8-1 相关法律、法规知识	(1)《中华人民共和国劳动法》相关知识	1
		(2)《中华人民共和国劳动合同法》相关知识	1
		(3)《中华人民共和国执业医师法》相关知识	1
		(4)《中华人民共和国食品安全法》相关知识	1
		(5)《中华人民共和国传染病防治法》相关知识	1
		(6)《中华人民共和国中医药法》相关知识	1
课堂学时合计			128

注：本表所列为三级/高级职业基本素质培训课程，其他等级职业基本素质培训课程按"健康管理师职业培训课程学时分配一览表"中相应的课堂学时要求进行必要的调整。

(2) 三级/高级职业技能培训课程

模块	课程	学习单元	课堂学时
1. 健康监测	1-1 信息收集	(1) 健康信息收集	4
		(2) 身高、体重的测量与评价	2
		(3) 腰围、臀围的测量与评价	2
		(4) 血压的测量与评估	2

续表

模块	课程	学习单元	课堂学时
1. 健康监测	1-1 信息收集	（5）体温、脉搏、心率、呼吸的测量与评估	1
		（6）毛细血管血糖的检测与评估	1
	1-2 信息管理	（1）健康信息录入、清理和传递	2
		（2）健康信息的保存与安全	2
2. 健康风险评估和分析	2-1 健康风险评估	（1）健康危险因素概述	4
		（2）健康危险因素采集	1
		（3）健康风险评估方法	4
		（4）健康风险评估内容	4
	2-2 健康风险分析	（1）健康风险分析	4
3. 健康指导与健康风险干预	3-1 健康教育	（1）健康相关行为	5
		（2）健康传播	6
		（3）健康教育计划的组织实施	4
	3-2 健康风险干预	（1）健康风险干预计划的组织实施	4
	3-3 营养指导与干预	（1）营养调查与评价	12
		（2）中国居民膳食指南	12
	3-4 身体活动指导与干预	（1）身体活动基础知识	2
		（2）身体活动的测量	2
		（3）身体活动干预	4
		（4）不同人群身体活动指导	2
	3-5 跟踪随访	（1）跟踪随访	2
4. 不同人群的健康管理	4-1 新生儿、婴幼儿与儿童的健康管理	（1）新生儿的健康管理	3
		（2）婴幼儿的健康管理	3
		（3）学龄前儿童的健康管理	2
		（4）学龄儿童的健康管理	2
	4-2 备孕及孕产妇的健康管理	（1）备孕妇女的健康管理	2
		（2）孕妇的健康管理	4
		（3）产褥期妇女的健康管理	4

模块	课程	学习单元	课堂学时
4．不同人群的健康管理	4-3 围绝经期综合征的健康管理	（1）围绝经期综合征的健康管理	4
	4-4 肥胖症的健康管理	（1）肥胖症的健康管理	4
	4-5 老年性肌肉衰减综合征的健康管理	（1）老年性肌肉衰减综合征的健康管理	4
	4-6 口腔常见疾病的健康管理	（1）龋齿病的健康管理	2
		（2）牙龈病及牙周病的健康管理	4
	4-7 吸烟及饮酒人群的健康管理	（1）成瘾行为	1
		（2）吸烟人群的健康管理	2
		（3）饮酒人群的健康管理	2
5．紧急救护知识	5-1 紧急救护知识	（1）心搏骤停的紧急救护	4
课堂学时合计			135

（3）二级／技师职业技能培训课程

模块	课程	学习单元	课堂学时
1．健康监测	1-1 信息收集	（1）健康调查问卷的设计	4
		（2）健康调查的实施	4
	1-2 信息管理与使用	（1）健康信息的管理与使用	4
		（2）健康档案的建立与管理	4
		（3）智慧健康技术的应用	2
	1-3 健康监测方案的制订与实施	（1）健康监测方案的制订	4
		（2）健康监测方案的实施及质量控制	4
2．健康风险评估和分析	2-1 健康风险评估	（1）健康危险因素的识别	4
		（2）常见的健康风险评估类型	6
		（3）健康风险评估的应用	4
	2-2 健康风险分析	（1）健康风险评估报告的分析与解释	4

续表

模块	课程	学习单元	课堂学时
3. 健康指导与健康风险干预	3-1 健康教育计划与健康科普活动	(1) 健康教育计划的制订与评价	4
		(2) 健康科普教育	8
	3-2 健康风险干预	(1) 健康风险干预概述	1
		(2) 健康风险干预计划的制订与评价	8
	3-3 心理健康指导与干预	(1) 心理应激	4
		(2) 心理评估技能	2
		(3) 心理障碍的评估	2
		(4) 心理咨询技能	2
4. 常见慢性非传染性疾病的健康管理	4-1 糖尿病的健康管理	(1) 糖尿病的健康管理	4
	4-2 高血压病的健康管理	(1) 高血压病的健康管理	4
	4-3 血脂异常的健康管理	(1) 血脂异常的健康管理	3
	4-4 冠心病的健康管理	(1) 冠心病的健康管理	2
	4-5 脂肪性肝病的健康管理	(1) 脂肪性肝病的健康管理	2
5. 培训与指导	5-1 现代教育技术应用	(1) 现代教育技术应用	2
	5-2 培训与指导	(1) 健康管理师的培训与指导	6
培训学时合计			98

（4）一级／高级技师职业技能培训课程

模块	课程	学习单元	课堂学时
1. 常见慢性非传染性疾病的健康管理	1-1 骨质疏松症的健康管理	(1) 骨质疏松症的健康管理	4
	1-2 高尿酸血症与痛风的健康管理	(1) 高尿酸血症与痛风的健康管理	4
	1-3 慢性阻塞性肺疾病的健康管理	(1) 慢性阻塞性肺疾病的健康管理	4
	1-4 恶性肿瘤的健康管理	(1) 恶性肿瘤的健康管理	4

续表

模块	课程	学习单元	课堂学时
2. 康复技术与健康管理	2-1 康复评估	(1) 康复医学概述	1
		(2) 社区康复	1
		(3) 康复评估技术	4
		(4) 制订康复计划	1
	2-2 康复技术	(1) 运动疗法	4
		(2) 物理因子疗法	2
		(3) 作业疗法	2
	2-3 常见慢性非传染性疾病的健康管理与康复指导	(1) 脑卒中的健康管理与康复指导	4
		(2) 阿尔茨海默病的健康管理与康复指导	4
		(3) 颈椎病的健康管理与康复指导	4
		(4) 肩关节周围炎的健康管理与康复指导	2
		(5) 退行性骨关节病的健康管理与康复指导	2
3. 培训、指导与科研	3-1 培训与指导	(1) 健康管理师的培训与指导	2
	3-2 健康管理的科研	(1) 健康管理的科研	8
课堂学时合计			57

1.1.3 培训课程选择指导

职业基本素质培训课程为必修课程，相当于本职业的入门课程，通常与三级/高级职业技能培训课程绑定。各级别职业技能培训课程由培训机构教师根据培训学员实际情况，遵循高级别涵盖低级别的原则进行选择。

原则上，高级健康管理师的培训学员应学习职业基本素质培训课程和三级/高级职业技能培训课程的全部内容，有职业技能等级提升需求的培训学员，可按照国家职业技能标准的"职业技能鉴定要求",对照自身需求选择更高等级的培训课程。具有一定从业经验、无职业技能等级晋升要求的培训学员,可根据自身实际情况自主选择本职业培训课程。其具体方法为:(1)选择课程模块;(2)在模块中筛选课程;(3)在课程中筛选学习单元;(4)组合成本次培训的整个课程。

培训教师可以根据以上程序对培训学员进行单独指导。对于订单培训,培训教师可以按照如上方法,对照订单要求进行培训课程的选择。

1.2 职业指南

1.2.1 职业描述

健康管理师是对个体和群体健康状况以及影响健康的危险因素进行全面监测、评估与分析健康风险、进行健康咨询和对健康危险因素进行干预,从而改善个体和群体健康行为、增强健康意识、降低发病风险,提高居民健康水平和生命质量的专业技术工作者。

1.2.2 职业培训对象

参加健康管理师职业培训的对象主要包括:城乡未继续升学的应届高中毕业生、农村转移就业劳动者、城镇登记失业人员、转岗转业人员、退役军人、企业在职职工和高校毕业生等各类有培训需求的人员。

1.2.3 就业前景

健康管理师的工作岗位有:婴幼儿健康管理、孕产妇健康管理、老年人健康管理、慢性非传染性疾病健康管理、康复人群健康管理、社区人群健康管理、健康保险购买人群健康管理、运动指导人群健康管理,还可以晋升为健康管理讲师。

1.3　培训机构设置指南

1.3.1　师资配备要求

（1）培训教师任职基本条件

1）培训健康管理师三级/高级的教师应具有本职业二级技师及以上职业资格证书（技能等级证书）4年以上或相关专业中级及以上专业技术职务任职资格。

2）培训健康管理师技师二级/技师的教师应具有本职业一级/高级技师职业资格证书（技能等级证书）4年以上或相关专业副高级及以上专业技术职务任职资格。

3）培训健康管理师一级/高级技师的教师应具有本职业一级/高级技师职业资格证书（技能等级证书）并在取得本职业一级/高级技师职业资格证书（技能等级证书）后具有本行业8年以上工作经验或相关专业副高级及以上专业技术职务任职资格。

（2）培训教师数量要求（以40人培训班为基准）

1）理论课教师：1人以上；培训规模超过40人的，按教师与学员之比不低于1∶40配备教师。

2）实习指导教师：1人以上；培训规模超过40人，按教师与学员之比不低于1∶40配备教师。

1.3.2　培训场所设备配置要求

培训场所设备配置要求如下（以40人培训班为基准）：

（1）理论知识培训场所设备配置要求：70～80平方米标准教室，多媒体教学设备（计算机、投影仪、幕布或显示屏、网络接入设备、音响设备）、黑板、40套以上桌椅，符合照明、通风、安全等相关规定。

（2）操作技能培训场所设备配置要求：实训场所的实训设备须同时满足20人/班实训教学，大于40平方米的标准教室3间，便于开展互动教学、健康宣教演讲；容纳40人，大于60平方米实训教室至少1间，用于实际操作训练。上述场地及设备配置要符合安全、卫生、消防、通风和照明等相关规定及安全规程的要求。各职业技能等级实训教室主要设备配置要求见下表（按标准培训班40人配备）。

健康管理师实训教室主要设备配置要求对照表

等级	设备、工具及材料	数量	单位
三级/高级	1．软尺	10～20	条
	2．血压计	10～20	台
	3．毛细血管血糖监测仪	10～20	台
	4．体重秤	5～10	台
	5．食谱编制软件	5～10	套
	6．健康管理软件	5～10	套
	7．体成分分析仪	1	台
	8．体温计	10～20	只
	9．肺活量计	1～2	套
	10．握力计	2	只
	11．听诊器	10～20	只
	12．卧式量板	5～10	台
	13．坐高身高计	5～10	台
	14．牙齿模型	5～10	套
	15．解剖模型	1	套
	16．心肺复苏教学模拟人	1	套
	17．全自动体外除颤仪（AED）	1	套
	18．营养配餐厨具（炉灶、盆、碗、碟子、筷子、炒锅、电饭锅、勺子、铲子、食物秤）	5	套
二级/技师	1．多媒体教学设备（投影仪、激光笔、幕布或显示屏、网络接入设备、音响设备）	5	套
	2．计算机	40	台
	3．黑板	5	块
一级/高级技师	1．康复理疗设备，包括：关节角度测量仪、训练阶梯、平行杠、平衡板、巴氏球、上肢关节训练器，下肢关节训练器、滚筒、木钉板、磨砂板、可调式OT桌、姿势调整镜	5	套
	2．神经电刺激治疗仪	1	台
	3．中频治疗仪	1	台
	4．离子导入仪	1	台
	5．红外线治疗仪	1	台
	6．温热治疗仪	1	台

1.3.3　教学资料配备要求

（1）培训规范：《健康管理师国家职业技能标准》《健康管理师职业基本素质培训要求》《健康管理师职业技能培训要求》《健康管理师职业基本素质培训课程规范》《健康管理师职业技能培训课程规范》《健康管理师职业基本素质培训考核规范》《健康管理师职业技能培训理论知识考核规范》《健康管理师职业技能培训操作技能考核规范》。

（2）教学资源：教材教辅、网络资源等内容必须符合"（1）培训规范"。

1.3.4　管理人员配备要求

（1）专职校长：1人，应具有本专业一级/高级技师或者本科及以上文化程度、副高级及以上专业技术职务任职资格，从事职业技能教育及教学管理5年以上，熟悉职业培训的有关法律法规。

（2）教学管理人员：5人以上，专职不少于2人；应具有大专及以上文化程度，中级及以上专业技术职务任职资格，从事职业技术教育及教学管理3年以上，具有丰富的教学管理经验。

（3）办公室人员：2人以上，应具有大专及以上文化程度，具有人力资源和后勤、行政管理经验。

（4）财务管理人员：2人，应具有应具有大专及以上文化程度、财会人员从业资格证书。

1.3.5　管理制度要求

应建立健全完备的管理制度，包括办学章程与发展规划、教学管理、教师管理、学员管理、财务管理、设备管理等制度。

2

课程包

2.1 培 训 要 求

2.1.1 职业基本素质培训要求

职业基本素质模块	培训内容	培训细目
1. 职业认知与职业道德	1-1 职业认知	(1) 健康及健康管理的概念 (2) 健康管理的历史、现状与未来 (3) 健康管理的主要应用领域 (4) 健康管理的基本步骤 (5) 健康管理的服务流程 (6) 精准医学与健康管理 (7) 健康管理的基本策略 (8) 健康管理师职业简介 (9) 健康管理服务的礼仪礼节
	1-2 职业道德基本知识	(1) 健康管理职业道德 (2) 健康管理的伦理学
2. 医学基础知识和临床相关知识	2-1 组织学与解剖学基础知识	(1) 组织学基础知识 (2) 解剖学基础知识
	2-2 生理学基础知识	(1) 人体内环境及生理功能调节 (2) 食物的消化与吸收
	2-3 医学免疫学与医学微生物学基础知识	(1) 免疫学的基本概念 (2) 免疫系统的组成、特性和功能 (3) 免疫应答 (4) 病原微生物的分类和致病性 (5) 肠道微生态与益生菌
	2-4 临床诊断基础知识	(1) 诊断学基础知识 (2) 基因检测基础知识
	2-5 临床主要治疗方法	(1) 药物治疗 (2) 非药物治疗
	2-6 全科医学基础知识	(1) 全科医学、全科医疗和全科医生的基本概念 (2) 全科医生基本服务模式 (3) 全科医疗的基本特征 (4) 全科医疗的服务特点 (5) 健康管理在全科医疗中的应用

续表

职业基本素质模块	培训内容	培训细目
2．医学基础知识和临床相关知识	2-7　中医学及中医保健基础知识	(1) 中医学基础知识 (2) 中医养生学基础知识 (3) 常用中药类保健食品
3．预防医学及流行病学基础知识	3-1　预防医学基础知识	(1) 疾病预防与控制策略 (2) 基本卫生保健 (3) 社区公共卫生
	3-2　流行病学基础知识	(1) 流行病学的概念及常用指标 (2) 疾病的分布 (3) 常用的流行病学研究方法 (4) 筛检基础知识
	3-3　生物统计学基础知识	(1) 生物统计学的基本概念 (2) 统计描述 (3) 统计推断 (4) 健康调查研究中相关的统计学方法
	3-4　循证医学基础知识	(1) 循证医学概述 (2) 健康管理中的循证实践
4．营养学及保健食品基础知识	4-1　营养学基础知识	(1) 营养学概述 (2) 能量及营养素基础知识
	4-2　各类食物的营养价值	(1) 谷类的营养价值 (2) 豆类的营养价值 (3) 蔬菜及水果类的营养价值 (4) 鱼、禽、畜肉类的营养价值 (5) 乳类的营养价值 (6) 蛋类的营养价值 (7) 食用油的营养价值
	4-3　营养强化食品与保健食品基础知识	(1) 营养强化食品基本知识 (2) 常见保健食品的功能和适宜人群 (3) 特殊医学用途的配方食品的作用和适宜人群
5．食品卫生与安全基础知识	5-1　食品卫生与安全基础知识	(1) 食品卫生与安全概述 (2) 食品污染的分类及预防 (3) 食物中毒的分类及预防
6．健康保险基础知识	6-1　健康保险基础知识	(1) 健康保险的概念及分类 (2) 社会医疗保险基础知识 (3) 商业健康保险基础知识 (4) 健康保险与健康管理
7．健康管理服务营销基础知识	7-1　健康管理服务营销基础知识	(1) 健康管理服务营销概述 (2) 健康管理服务的消费分析 (3) 健康管理服务营销方法

续表

职业基本素质模块	培训内容	培训细目
8．相关的法律、法规知识	8-1 相关的法律、法规知识	(1)《中华人民共和国劳动法》相关知识 (2)《中华人民共和国劳动合同法》相关知识 (3)《中华人民共和国执业医师法》相关知识 (4)《中华人民共和国食品安全法》相关知识 (5)《中华人民共和国传染病防治法》相关知识 (6)《中华人民共和国中医药法》相关知识

2.1.2 三级／高级职业技能培训要求

职业功能模块	培训内容	技能目标	培训细目
1．健康监测	1-1 信息收集	1-1-1 能收集健康信息	(1)掌握健康信息的收集方法
		1-1-2 能填写健康调查表	(1)选用健康调查表 (2)填写健康调查表
		1-1-3 能进行体格测量与评价，并指导干预对象正确使用测量工具	(1)身高、体重的测量与评价 (2)腰围、臀围的测量与评价 (3)指导干预对象正确使用测量工具
		1-1-4 能进行血压测量与评估，并指导干预对象正确使用血压计	(1)诊室血压的测量与评估 (2)家庭自测血压的测量与评估 (3)动态血压的监测与评估 (4)指导干预对象正确使用血压计
		1-1-5 能进行体温、脉搏、心率、呼吸的测量与评估，并指导干预对象正确使用体温计	(1)体温的测量与评估 (2)脉搏、心率的测量与评估 (3)呼吸的测量与评估 (4)指导干预对象正确使用体温计，正确测量脉搏、心率、呼吸
		1-1-6 能进行毛细血管血糖的检测与评估，并指导干预对象正确使用血糖仪	(1)毛细血管血糖检测与评估 (2)指导干预对象正确使用血糖仪
	1-2 信息管理	1-2-1 能进行健康信息的录入、清理	(1)录入健康信息 (2)识别不正确的健康信息 (3)使用常用数据管理软件进行数据清理

续表

职业功能模块	培训内容	技能目标	培训细目
1. 健康监测	1-2 信息管理	1-2-2 能进行健康信息的更新与整理	(1) 更新健康信息 (2) 整理健康信息
		1-2-3 能传递和接受健康信息	(1) 传递健康信息 (2) 接受健康信息
		1-2-4 能保存健康信息并保障健康信息的安全	(1) 保存健康信息 (2) 保障健康信息安全
2. 健康风险评估和分析	2-1 健康风险评估	2-1-1 能识别、采集相关健康危险因素	(1) 识别健康危险因素 (2) 采集健康危险因素
		2-1-2 能掌握健康风险评估方法	(1) 掌握健康风险评估的要素 (2) 掌握健康风险评估的步骤
		2-1-3 能进行健康风险评估	(1) 健康状况评估 (2) 未来患病和死亡风险评估 (3) 量化评估
	2-2 健康风险分析	2-2-1 能解读健康风险评估的结果	(1) 识别健康风险大小 (2) 解读健康风险评估报告
3. 健康指导与健康风险干预	3-1 健康教育	3-1-1 能进行健康相关行为矫正	(1) 掌握健康相关行为的改变模式 (2) 群体健康相关行为的矫正 (3) 个体健康相关行为的矫正
		3-1-2 能进行个体和群体健康传播	(1) 掌握人际传播技巧 (2) 掌握大众传播技巧 (3) 根据受众对象选择传播方式
		3-1-3 能提高健康传播效果	(1) 减少影响健康传播的不利因素 (2) 提高健康传播的效果
		3-1-4 能组织实施健康教育计划	(1) 健康教育计划的组织实施
	3-2 健康风险干预	3-2-1 能组织实施健康风险干预计划	(1) 健康风险干预计划的组织实施
	3-3 营养指导与干预	3-3-1 能进行营养调查与评价	(1) 选择膳食调查方法 (2) 评价膳食调查结果
		3-3-2 能指导居民正确应用中国居民膳食指南	(1) 指导居民正确应用中国居民膳食指南

职业功能模块	培训内容	技能目标	培训细目
3．健康指导与健康风险干预	3–4　身体活动指导与干预	3–4–1　能进行身体活动评价	（1）掌握身体活动的测量指标及方法 （2）身体活动的评价 （3）体适能的评价
		3–4–2　能进行身体活动指导与干预	（1）运动处方的制订 （2）运动处方的实施与评估 （3）指导不同人群进行身体活动
	3–5　跟踪随访	3–5–1　能对健康管理对象进行跟踪随访	（1）选择跟踪随访方式 （2）掌握沟通技巧
4．不同人群的健康管理	4–1　新生儿、婴幼儿与儿童的健康管理	4–1–1　能对新生儿进行健康管理	（1）对新生儿进行健康监测 （2）对新生儿进行健康风险评估 （3）对新生儿进行健康指导与干预 （4）跟踪随访
		4–1–2　能对婴幼儿进行健康管理	（1）对婴幼儿进行健康监测 （2）对婴幼儿进行健康风险评估 （3）对婴幼儿进行健康指导与干预 （4）跟踪随访
		4–1–3　能对学龄前儿童进行健康管理	（1）对学龄前儿童进行健康监测 （2）对学龄前儿童进行健康风险评估 （3）对学龄前儿童进行健康指导与干预 （4）跟踪随访
		4–1–4　能对学龄儿童进行健康管理	（1）对学龄儿童进行健康监测 （2）对学龄儿童进行健康风险评估 （3）对学龄儿童进行健康指导与干预 （4）跟踪随访

续表

职业功能模块	培训内容	技能目标	培训细目
4. 不同人群的健康管理	4-2 孕产妇的健康管理	4-2-1 能对备孕妇女进行健康管理	（1）健康监测及健康风险评估 （2）对备孕妇女进行健康指导与干预 （3）跟踪随访
		4-2-2 能对孕妇进行健康管理	（1）对孕妇进行健康监测 （2）对孕妇进行健康风险评估 （3）对孕妇进行健康指导与干预 （4）跟踪随访
		4-2-3 能对产褥期妇女进行健康管理	（1）对产褥期妇女进行健康监测 （2）对产褥期妇女进行健康风险评估 （3）对产褥期妇女进行健康指导与干预 （4）跟踪随访
	4-3 围绝经期综合征的健康管理	4-3-1 能对围绝经期综合征进行健康管理	（1）对围绝经期综合征进行健康监测 （2）对围绝经期综合征进行健康风险评估 （3）对围绝经期综合征进行健康指导与干预 （4）跟踪随访
	4-4 肥胖症的健康管理	4-4-1 能对肥胖症进行健康管理	（1）对肥胖症健康监测 （2）对肥胖症高危人群及肥胖症进行健康风险评估 （3）对肥胖症高危人群及肥胖症进行健康指导与干预 （4）跟踪随访
	4-5 老年性肌肉衰减综合征的健康管理	4-5-1 能对老年性肌肉衰减综合征进行健康管理	（1）对老年性肌肉衰减综合征进行健康监测 （2）对老年性肌肉衰减综合征高危人群及老年性肌肉衰减综合征进行健康风险评估 （3）对老年性肌肉衰减综合征高危人群及老年性肌肉衰减综合征进行健康指导与干预 （4）跟踪随访

续表

职业功能模块	培训内容	技能目标	培训细目
4. 不同人群的健康管理	4-6 口腔常见疾病的健康管理	4-6-1 能对龋齿病进行预防及健康管理	(1) 对龋齿病进行健康监测 (2) 对龋齿病高危人群及龋齿病进行健康风险评估 (3) 对龋齿病高危人群及龋齿病进行健康指导与干预 (4) 跟踪随访
		4-6-2 能对牙龈病及牙周病进行健康管理	(1) 对牙龈病及牙周病进行健康监测 (2) 对牙龈病及牙周病高危人群进行健康风险评估 (3) 对牙龈病及牙周病高危人群进行健康指导与干预 (4) 跟踪随访
	4-7 吸烟及饮酒人群的健康管理	4-7-1 能识别成瘾行为	(1) 依据成瘾行为的特征识别成瘾行为 (2) 分析成瘾的因素
		4-7-2 能对吸烟人群进行健康管理	(1) 帮助干预对象认识吸烟的危害 (2) 对吸烟人群进行健康指导与干预
		4-7-3 能对饮酒人群进行健康管理	(1) 帮助干预对象认识过量饮酒的危害 (2) 对酒精成瘾者进行健康风险评估 (3) 对酒精成瘾者进行健康指导与干预
5. 紧急救护知识	5-1 紧急救护知识	5-1-1 能对心搏骤停进行紧急救护	(1) 对心搏骤停前期的预防、预识和预警 (2) 对心搏骤停采取急救措施

2.1.3 二级／技师职业技能培训要求

职业功能模块	培训内容	技能目标	培训细目
1. 健康监测	1-1 信息收集	1-1-1 能掌握健康调查问卷的结构	(1) 掌握健康调查问卷的结构
		1-1-2 能设计健康调查问卷	(1) 设计健康调查问卷
		1-1-3 能应用健康问卷调查进行健康调查	(1) 健康调查的实施

职业功能模块	培训内容	技能目标	培训细目
1. 健康监测	1-2　信息管理与使用	1-2-1　能分类、汇总健康信息	(1) 健康信息分类 (2) 健康信息汇总
		1-2-2　能分析动态健康信息资料	(1) 描述健康信息 (2) 分析健康信息
		1-2-3　能撰写健康信息分析报告	(1) 撰写健康信息分析报告
		1-2-4　能建立、管理及应用健康档案	(1) 建立健康档案 (2) 管理健康档案 (3) 应用健康档案
		1-2-5　能应用智慧健康技术进行健康管理	(1) 应用智慧健康技术
	1-3　健康监测方案的制订与实施	1-3-1　能制订健康监测方案	(1) 健康监测方案的制订
		1-3-2　能实施健康监测方案并进行质量控制	(1) 实施健康监测方案 (2) 健康监测实施过程的质量控制
2. 健康风险评估和分析	2-1　健康风险评估	2-1-1　能识别健康危险因素	(1) 识别可改变的健康危险因素 (2) 识别不可改变的健康危险因素
		2-1-2　能对常见的健康风险进行评估	(1) 疾病风险评估 (2) 生命质量评估 (3) 生活方式/行为评估
		2-1-3　能评估个体和群体的健康风险程度	(1) 掌握健康风险评估的步骤 (2) 评估个体健康风险 (3) 评估群体健康风险
	2-2　健康风险分析	2-2-1　能够分析和解释健康风险评估报告	(1) 分析健康风险评估报告 (2) 解释健康风险评估报告
3. 健康指导与健康风险干预	3-1　健康教育计划与健康科普活动	3-1-1　能制订与评价健康教育计划	(1) 制订健康教育计划 (2) 监督健康教育计划的组织实施 (3) 评价健康教育计划

续表

职业功能模块	培训内容	技能目标	培训细目
3. 健康指导与健康风险干预	3-1 健康教育计划与健康科普活动	3-1-2 能策划、组织实施与评价健康科普活动	(1) 策划健康科普活动 (2) 实施健康科普活动 (3) 评价健康科普活动效果
		3-1-3 能撰写健康科普文章	(1) 编写健康科普文章
	3-2 健康风险干预	3-2-1 能制订与评价健康风险干预计划	(1) 制订健康风险干预计划 (2) 评价健康风险干预计划 (3) 根据健康风险评估结果提出改进建议
	3-3 心理健康指导与干预	3-3-1 能识别心理应激源	(1) 心理应激源的识别
		3-3-2 能进行心理评估	(1) 掌握心理评估方法
		3-3-3 能识别常见的心理障碍	(1) 识别常见异常心理 (2) 识别常见的异常心理症状 (3) 评估常见的心理障碍
		3-3-4 能进行心理咨询	(1) 掌握心理咨询的程序 (2) 掌握心理咨询技术
4. 常见慢性非传染性疾病的健康管理	4-1 糖尿病的健康管理	4-1-1 能对糖尿病进行健康管理	(1) 对糖尿病进行健康监测 (2) 对糖尿病高危人群及患者进行健康风险评估 (3) 对糖尿病高危人群及患者进行健康指导与干预 (4) 跟踪随访
	4-2 高血压病的健康管理	4-2-1 能对高血压病进行健康管理	(1) 对高血压病进行健康监测 (2) 对高血压病高危人群及患者进行健康风险评估 (3) 对高血压病高危人群及患者进行健康指导与干预 (4) 跟踪随访
	4-3 血脂异常的健康管理	4-3-1 能对血脂异常进行健康管理	(1) 对血脂异常进行健康监测 (2) 对血脂异常高危人群及患者进行健康风险评估 (3) 对血脂异常高危人群及患者进行健康指导与干预 (4) 跟踪随访

续表

职业功能模块	培训内容	技能目标	培训细目
4. 常见慢性非传染性疾病的健康管理	4-4 冠心病的健康管理	4-4-1 能对冠心病进行健康管理	(1) 对冠心病进行健康监测 (2) 对冠心病高危人群及患者进行健康风险评估 (3) 对冠心病高危人群及患者进行健康指导与干预 (4) 跟踪随访
	4-5 脂肪性肝病的健康管理	4-5-1 能对脂肪性肝病进行健康管理	(1) 对脂肪性肝病进行健康监测 (2) 对脂肪性肝病高危人群及患者进行健康风险评估 (3) 对脂肪性肝病高危人群及患者进行健康指导与干预 (4) 跟踪随访
5. 培训与指导	5-1 现代教育技术应用	5-1-1 能掌握教学方法	(1) 现场教学技术的应用 (2) 远程教学技术的应用
	5-2 培训与指导	5-2-1 能对三级健康管理师进行理论、实际操作的培训与指导	(1) 制订培训计划 (2) 编写教案及教学准备 (3) 实施健康管理师培训 (4) 评价健康管理师培训结果 (5) 指导三级健康管理师进行健康管理技能操作

2.1.4 一级／高级技师职业技能培训要求

职业功能模块	培训内容	技能目标	培训细目
1. 常见慢性非传染性疾病的健康管理	1-1 骨质疏松症的健康管理	1-1-1 能对骨质疏松症进行健康管理	(1) 对骨质疏松症进行健康监测 (2) 对骨质疏松症高危人群及患者进行健康风险评估 (3) 对骨质疏松性骨折进行风险预测 (4) 对骨质疏松症高危人群及患者进行健康指导与干预 (5) 跟踪随访
	1-2 高尿酸血症与痛风的健康管理	1-2-1 能对高尿酸血症与痛风进行健康管理	(1) 对高尿酸血症与痛风进行健康监测 (2) 对高尿酸血症与痛风高危人群及患者进行健康风险评估 (3) 对高尿酸血症与痛风高危人群及患者进行健康指导与干预 (4) 跟踪随访

职业功能模块	培训内容	技能目标	培训细目
1. 常见慢性非传染性疾病的健康管理	1-3 慢性阻塞性肺疾病的健康管理	1-3-1 能对慢性阻塞性肺疾病进行健康管理	(1) 对慢性阻塞性肺疾病进行健康监测 (2) 对慢性阻塞性肺疾病高危人群及患者进行健康风险评估 (3) 对慢性阻塞性肺疾病高危人群及患者进行健康指导与干预 (4) 跟踪随访
	1-4 恶性肿瘤的健康管理	1-4-1 能对恶性肿瘤进行健康管理	(1) 对恶性肿瘤高危人群及患者进行风险评估 (2) 对恶性肿瘤高危人群及患者进行健康指导与干预 (3) 跟踪随访
2. 康复技术与健康管理	2-1 康复评估	2-1-1 能对个体进行康复评估	(1) 运动功能的评估 (2) 日常生活活动能力的评估 (3) 语言功能的评估 (4) 认知水平的评估 (5) 疼痛评估
		2-1-2 能制订康复计划	(1) 康复计划的制订
	2-2 康复技术	2-2-1 能根据评估结果选择训练方法，指导患者进行运动治疗	(1) 关节活动度训练 (2) 肌力训练 (3) 肌耐力训练 (4) 平衡功能训练 (5) 协调功能训练 (6) 站立步行训练 (7) 指导患者进行运动治疗
		2-2-2 能根据评估结果选择物理因子疗法	(1) 根据评估结果选择物理因子疗法 (2) 根据疾病的不同阶段选择物理因子疗法
		2-2-3 能根据评估结果选择作业疗法，指导患者进行作业治疗法	(1) 根据评估结果选择作业疗法 (2) 指导患者进行作业治疗

职业功能模块	培训内容	技能目标	培训细目
2．康复技术与健康管理	2-3　常见慢性非传染性疾病的健康管理与康复指导	2-3-1　能对脑卒中进行健康管理与康复指导	（1）对脑卒中进行健康监测 （2）对脑卒中高危人群及患者进行健康风险评估 （3）对脑卒中患者进行功能评估 （4）对脑卒中高危人群及患者进行健康指导与干预 （5）对脑卒中患者进行康复指导与干预 （6）跟踪随访
		2-3-2　能对阿尔茨海默病进行健康管理与康复指导	（1）对阿尔茨海默病进行健康监测 （2）对阿尔茨海默病高危人群及患者进行健康风险评估 （3）对阿尔茨海默病患者进行功能评估 （4）对阿尔茨海默病高危人群及患者进行健康指导与干预 （5）对阿尔茨海默病患者进行康复指导与干预 （6）跟踪随访
		2-3-3　能对颈椎病进行健康管理与康复指导	（1）对颈椎病进行健康监测 （2）对颈椎病高危人群及患者进行健康风险评估 （3）对颈椎病患者进行功能评估 （4）对颈椎病高危人群及患者进行健康指导与干预 （5）对颈椎病患者进行康复指导与干预 （6）跟踪随访
		2-3-4　能对肩关节周围炎进行健康管理与康复指导	（1）对肩关节周围炎进行健康监测 （2）对肩关节周围炎高危人群及患者进行健康风险评估 （3）对肩关节周围炎患者进行功能评估 （4）对肩关节周围炎高危人群及患者进行健康指导与干预 （5）对肩关节周围炎患者进行康复指导与干预 （6）跟踪随访

续表

职业功能模块	培训内容	技能目标	培训细目
2．康复技术与健康管理	2-3 常见慢性非传染性疾病的健康管理与康复指导	2-3-5 能对退行性骨关节病进行健康管理与康复指导	（1）对退行性骨关节病进行健康监测 （2）对退行性骨关节病高危人群及患者进行健康风险评估 （3）对退行性骨关节病患者进行功能评估 （4）对退行性骨关节病高危人群及患者进行健康指导与干预 （5）对退行性骨关节病患者进行康复指导与干预 （6）跟踪随访
3．培训、指导与科研	3-1 培训与指导	3-1-1 能对二级、三级健康管理师进行理论、实际操作的培训与指导	（1）对二级、三级健康管理师进行培训理论 （2）对二级、三级健康管理师进行技能操作指导
	3-2 健康管理的科研	3-2-1 能完成健康管理科研工作	（1）选择科研课题与设计 （2）检索文献及综述 （3）设计与实施科研项目 （4）撰写科研论文

2.2 课程规范

2.2.1 职业基本素质培训课程规范

模块	课程	学习单元	课程内容	培训建议	课堂学时
1．职业认知与职业道德	1-1 职业认知	（1）健康管理概述	1）健康及健康管理的概念 ①健康的概念 ②健康管理的概念	（1）方法：讲授法 （2）重点：健康管理的基本步骤、健康管理的服务流程 （3）难点：精准医学与健康管理	4
			2）健康管理的历史、现状与未来		

续表

模块	课程	学习单元	课程内容	培训建议	课堂学时
1．职业认知与职业道德	1–1 职业认知	（1）健康管理概述	3）健康管理的主要应用领域 ①健康管理在医疗机构中的应用 ②健康管理在社区卫生服务中的应用 ③健康管理在健康保险中的应用 ④健康管理在企业中的应用		
			4）健康管理的基本步骤 ①健康监测 ②健康风险评估 ③健康干预和健康促进		
			5）健康管理的服务流程 ①健康体检 ②健康评估 ③个人健康咨询 ④个人健康管理后续服务 ⑤专项的健康及疾病管理服务		
			6）精准医学与健康管理		
		（2）健康管理的基本策略	1）生活方式管理 ①生活方式管理的概念 ②生活方式管理的特点 ③促进行为改变技术	（1）方法：讲授法 （2）重点：生活方式管理 （3）难点：灾难性病伤管理、残疾管理	4
			2）需求管理 ①需求管理的概念 ②影响健康服务消费需求的因素 ③需求预测的方法 ④需求管理的主要工具与实施策略		

续表

模块	课程	学习单元	课程内容	培训建议	课堂学时
1. 职业认知与职业道德	1-1 职业认知	(2) 健康管理的基本策略	3) 疾病管理 ①疾病管理的概念 ②疾病管理的特点		
			4) 灾难性病伤管理 ①灾难性病伤管理的概念 ②灾难性病伤管理的特点		
			5) 残疾管理 ①影响残疾时间的因素 ②残疾管理的目标		
			6) 综合的群体健康管理		
		(3) 健康管理师职业简介	1) 健康管理师职业介绍 ①职业定义 ②职业等级 ③职业技能	(1) 方法：讲授法 (2) 重点：健康管理师职业定义、健康管理师职业功能 (3) 难点：健康管理师职业功能	1
			2) 健康管理师职业功能 ①健康监测 ②健康风险评估和分析 ③危险因素干预 ④健康教育与健康指导 ⑤指导、培训与研究		
			3) 健康管理职业发展前景		
		(4) 健康管理服务的礼仪礼节	1) 常用礼节	(1) 方法：讲授法 (2) 重点与难点：健康管理服务常用礼仪、礼节	2
			2) 仪容仪表		
			3) 行为举止		

续表

模块	课程	学习单元	课程内容	培训建议	课堂学时
1. 职业认知与职业道德	1-2 职业道德基本知识	（1）健康管理职业道德	1）道德与职业道德的概念	（1）方法：讲授法 （2）重点与难点：健康管理师职业道德	1
			2）健康管理师职业道德基本规范		
		（2）健康管理中的伦理学	1）健康管理伦理的概念	（1）方法：讲授法 （2）重点与难点：健康管理应用中的常见伦理问题	1
			2）健康管理中相关的权利		
			3）健康管理中相关的义务		
			4）健康管理中的常见伦理问题		
2. 医学基础知识和临床相关知识	2-1 组织学与解剖学基础知识	（1）组织学与解剖学基础知识	1）细胞学基础知识	（1）方法：讲授法 （2）重点与难点：解剖学基础知识	4
			2）组织学基础知识		
			3）解剖学基础知识		
	2-2 生理学基础知识	（1）人体内环境及生理功能调节	1）人体内环境	（1）方法：讲授法 （2）重点：人体内环境的概念，神经调节、体液调节和自身调节 （3）难点：神经调节、体液调节和自身调节	1
			2）生理功能调节 ①神经调节 ②体液调节 ③自身调节		
		（2）食物的消化与吸收	1）食物的消化	（1）方法：讲授法 （2）重点：食物的消化 （3）难点：食物的吸收	2
			2）食物的吸收		

续表

模块	课程	学习单元	课程内容	培训建议	课堂学时
2. 医学基础知识和临床相关知识	2-3 医学免疫学与医学微生物学基础知识	(1) 医学免疫学基础	1) 免疫学的基本概念 ①免疫的概念 ②抗原的概念 ③抗体的概念		
			2) 免疫系统的组成、基本特性和功能 ①免疫系统组成 ②免疫系统的基本特征 ③免疫系统的功能	(1) 方法：讲授法 (2) 重点与难点：免疫系统的功能、免疫应答	2
			3) 免疫应答 ①非特异性免疫 ②特异性免疫		
		(2) 医学微生物学基础	1) 微生物与病原微生物的概念		
			2) 病原微生物的分类和致病性 ①细菌的分类和致病性 ②真菌的分类和致病性 ③病毒的分类和致病性	(1) 方法：讲授法 (2) 重点与难点：病原微生物的分类和致病性	2
			3) 肠道微生态与益生菌 ①肠道微生态的概念 ②肠道益生菌的分类与作用		
	2-4 临床诊断基础知识	(1) 诊断学基础知识	1) 问诊和病史采集		
			2) 体格检查方法 ①视诊 ②触诊 ③叩诊 ④听诊	(1) 方法：讲授法 (2) 重点与难点：实验室检查及临床意义	4

续表

模块	课程	学习单元	课程内容	培训建议	课堂学时
2．医学基础知识和临床相关知识	2-4　临床诊断基础知识	（1）诊断学基础知识	3）实验室检查及临床意义 ①血常规检查及临床意义 ②尿常规检查及临床意义 ③粪便常规检查及临床意义 ④肝功能检查及临床意义 ⑤肾功能检查及临床意义 ⑥血糖检查及临床意义 ⑦血脂检查及临床意义 ⑧常见肿瘤标志物检查及临床意义 ⑨乙肝病毒标志物检查及临床意义		
			4）医学影像学检查 ①X线检查 ②CT检查 ③超声波检查 ④核磁共振检查		
			5）其他临床辅助检查 ①心电图检查 ②核医学检查 ③内镜检查		
		（2）基因检测基础知识	1）基因和遗传的概念	（1）方法：讲授法 （2）重点与难点：基因检测方法、基因检测在健康管理中的应用	1
			2）基因检测方法		
			3）基因检测在健康管理中的应用		

续表

模块	课程	学习单元	课程内容	培训建议	课堂学时
2．医学基础知识和临床相关知识	2-5 临床主要治疗方法	（1）药物治疗	1）药物在人体内的代谢 ①药物的吸收 ②药物的分布 ③药物的转化 ④药物的排泄	（1）方法：讲授法 （2）重点：药物不良反应与合理用药 （3）难点：药物在人体内的代谢	3
			2）药物不良反应 ①药物不良反应的概念 ②药物不良反应的类型 ③药物不良反应的防治		
			3）合理用药 ①合理用药的概念 ②合理用药的原则 ③特殊人群的合理用药		
		（2）非药物治疗	1）非药物治疗概述	（1）方法：讲授法 （2）重点：手术治疗、放射治疗 （3）难点：放射治疗	1
			2）非药物治疗方法 ①手术治疗 ②介入治疗 ③放射治疗 ④物理治疗		
	2-6 全科医学基础知识	（1）全科医学基础知识	1）全科医学、全科医疗和全科医生的基本概念	（1）方法：讲授法 （2）重点：全科医疗的基本特征、全科医疗的服务特点 （3）难点：健康管理在全科医疗中的应用	4
			2）全科医生基本服务模式		
			3）全科医疗的基本特征 ①以人为中心 ②以家庭为单位 ③以社区为基础 ④以预防为导向		

续表

模块	课程	学习单元	课程内容	培训建议	课堂学时
2. 医学基础知识和临床相关知识	2-6 全科医学基础知识	（1）全科医学基础知识	4）全科医疗的服务特点 ①连续性服务 ②综合性服务 ③可及性服务 ④协调性服务 ⑤团队合作的工作方式		
			5）健康管理在全科医疗中的应用		
	2-7 中医学及中医保健基础知识	（1）中医学基础知识	1）中医学的基本特点 ①整体观念 ②辨证论治	（1）方法：讲授法 （2）重点：中医基本特点、阴阳五行学、中医健康评估基础知识 （3）难点：中医体质辨识	6
			2）阴阳学说		
			3）五行学说		
			4）藏象学说		
			5）气血津液理论		
			6）经络学说		
			7）中医体质辨识		
		（2）中医养生学基础知识	1）中医养生的概念	（1）方法：讲授法 （2）重点：中医养生的应用原则 （3）难点：常见的中医养生保健方法	2
			2）中医养生的应用原则		
			3）常见的中医养生保健方法 ①精神养生法 ②起居养生法 ③药膳养生法 ④运动养生法 ⑤经络保健法 ⑥其他养生法		

续表

模块	课程	学习单元	课程内容	培训建议	课堂学时
2. 医学基础知识和临床相关知识	2-7 中医学及中医保健基础知识	（3）常用中药类保健食品	1）中药类保健食品的概念与分类 2）中药类保健食品的应用原则 3）常用中药类保健食品	（1）方法：讲授法 （2）重点：常用中药类保健食品举例 （3）难点：中药类保健食品的应用原则	4
3. 预防医学及流行病学基础知识	3-1 预防医学基础知识	（1）疾病预防与控制策略	1）预防医学的概念及特点 2）我国卫生工作方针 3）分级预防策略 ①第一级预防 ②第二级预防 ③第三级预防 4）疾病监测 ①疾病监测的概念 ②疾病监测的任务 ③疾病监测的工作过程 ④疾病监测系统及其功能 ⑤临床预防服务	（1）方法：讲授法 （2）重点：分级预防策略 （3）难点：疾病监测	4
		（2）基本卫生保健基础知识	1）基本卫生保健的概念 2）基本卫生保健的原则 ①合理布局 ②社区参与 ③预防为主 ④适宜技术 ⑤综合利用 3）基本卫生保健的内容	（1）方法：讲授法 （2）重点：基本卫生保健的内容、基本卫生保健的特点、基本卫生保健的意义 （3）难点：基本卫生保健的内容	4

续表

模块	课程	学习单元	课程内容	培训建议	课堂学时
3. 预防医学及流行病学基础知识	3-1 预防医学基础知识	（2）基本卫生保健基础知识	4）基本卫生保健的特点 ①社会性 ②群众性 ③艰巨性 ④长期性		
			5）基本卫生保健的意义 ①充分享有健康权 ②促进社会经济发展 ③提高全民健康水平 ④提高精神文明水平		
		（3）社区公共卫生基础知识	1）社区的概念	（1）方法：讲授法 （2）重点：社区公共卫生及实施原则、国家基本公共卫生服务规范简介 （3）难点：国家基本公共卫生服务规范简介	4
			2）社区公共卫生实施原则 ①以健康为中心 ②以人群为对象 ③以需求为导向 ④多部门合作 ⑤人人参与		
			3）国家基本公共卫生服务规范简介		
	3-2 流行病学基础知识	（1）流行病学基础知识	1）流行病学概述 ①流行病学的概念 ②流行病学常用指标及其意义	（1）方法：讲授法 （2）重点：常用的流行病学研究方法 （3）难点：筛检基础知识	8
			2）疾病的分布 ①疾病的流行强度 ②疾病的分布方式		
			3）常用的流行病学研究方法 ①现况调查 ②队列研究 ③病例对照研究 ④实验性研究 ⑤诊断试验的评价研究		

续表

模块	课程	学习单元	课程内容	培训建议	课堂学时
3. 预防医学及流行病学基础知识	3-2 流行病学基础知识	（1）流行病学基础知识	4）筛检 ①筛检的概念及应用 ②筛检的类型和提高筛检效率的方法 ③筛检的应用原则		
	3-3 生物统计学基础知识	（1）生物统计学基础知识	1）生物统计学的基本概念 ①观察单位和变量 ②同质与变异 ③总体与样本 ④参数与统计量 ⑤误差 ⑥概率与频率	（1）方法：讲授法 （2）重点：统计描述、统计推断、健康调查研究中相关的统计学方法 （3）难点：统计推断和健康调查研究中相关的统计学方法	7
			2）统计描述 ①计量资料的统计描述 ②计数资料的统计描述		
			3）统计推断 ①假设检验的基本原理 ②假设检验的基本步骤 ③假设检验的注意事项		
			4）健康调查研究中相关的统计学方法 ① u 检验 ② t 检验 ③ x^2 检验		
	3-4 循证医学基础知识	（1）循证医学基础知识	1）循证医学概述 ①循证医学 ②循证保健 ③循证实践	（1）方法：讲授法 （2）重点与难点：健康管理中的循证实践	1

续表

模块	课程	学习单元	课程内容	培训建议	课堂学时
3．预防医学及流行病学基础知识	3-4 循证医学基础知识	(1) 循证医学基础知识	2) 健康管理中的循证实践 ①提出问题 ②检索相关文献，全面搜集证据 ③严格评价，找出最佳证据 ④应用最佳证据，指导决策 ⑤评价实践后的效果和效率		
4．营养学及保健食品基础知识	4-1 营养学基础知识	(1) 营养学基础知识	1) 营养学概述 ①营养的概念 ②营养素的概念 ③营养成分的概念	(1) 方法：讲授法 (2) 重点：营养素、营养成分的概念，膳食营养素参考摄入量 (3) 难点：膳食营养素参考摄入量及应用	3
			2) 膳食营养素参考摄入量及应用 ①平均需要量 ②能量需要量 ③推荐摄入量 ④适宜摄入量 ⑤可耐受最高摄入量 ⑥宏量营养素可接受范围 ⑦预防非传染性慢性病的建议摄入量 ⑧特定建议值			
		(2) 能量和营养素	1) 能量 ①能量单位及能量来源 ②能量消耗 ③能量需要量与食物来源	(1) 方法：讲授法 (2) 重点：能量、蛋白质、脂类、碳水化合物、矿物质、维生素的生理功能、食物来源 (3) 难点：能量、蛋白质、脂类、碳水化合物、矿物质、维生素的生理功能	4
			2) 营养素 ①蛋白质 ②脂类 ③碳水化合物 ④矿物质 ⑤维生素		

续表

模块	课程	学习单元	课程内容	培训建议	课堂学时
4. 营养学及保健食品基础知识	4-2 各类食物的营养价值	(1) 各类食物的营养价值	1) 谷类 ①谷粒的结构与营养素分布 ②谷类的营养特点 ③谷类的合理利用	(1) 方法：讲授法 (2) 重点与难点：各类食物营养特点及合理利用	8
			2) 豆类 ①大豆的营养特点 ②大豆的抗营养因素 ③其他豆类的营养特点 ④豆制品的营养特点 ⑤豆类及豆制品的合理利用		
			3) 蔬菜及水果类 ①蔬菜及水果类的营养特点 ②蔬菜及水果类的合理利用		
			4) 鱼、禽、畜肉类 ①鱼肉类的营养特点 ②禽肉类和畜肉类的营养特点 ③鱼、禽、畜肉类的合理利用		
			5) 乳类 ①牛乳的营养特点 ②乳类的合理利用		
			6) 蛋类 ①蛋类的营养特点 ②蛋类的合理利用		
			7) 食用油 ①食用油的分类 ②食用油的营养特点		

续表

模块	课程	学习单元	课程内容	培训建议	课堂学时
4．营养学及保健食品基础知识	4-3 营养强化食品与保健食品基础知识	（1）营养强化食品基础知识	1）营养强化食品的概念 2）营养强化的意义 3）对食品营养强化的基本要求 4）食品营养强化的分类 5）食品营养强化的载体 6）营养强化剂	（1）方法：讲授法 （2）重点：营养强化的意义 （3）难点：食品营养强化的载体、营养强化剂	1
		（2）保健食品基础知识	1）保健食品的概念 2）保健食品的特点 3）药物、普通食品、营养强化食品与保健食品的区别 4）保健食品的常用功效成分 5）保健食品主要功能及适宜人群	（1）方法：讲授法 （2）重点：常见保健食品的功能和适宜人群 （3）难点：保健食品的常用功效成分	1
		（3）特殊医学用途的配方食品	1）特殊医学用途配方食品的概念 2）特殊医学用途配方食品的作用和适宜人群 3）特殊医学用途的配方食品的分类 4）常见特定全营养配方食品	（1）方法：讲授法 （2）重点与难点：特殊医学用途的配方食品作用和适宜人群	1

课程包

续表

模块	课程	学习单元	课程内容	培训建议	课堂学时
5. 食品卫生与安全基础知识	5-1 食品卫生与安全基础知识	(1) 食品卫生与安全概述	1) 食品卫生与安全的概念 2) 食品卫生与安全的现状	(1) 方法：讲授法 (2) 重点与难点：食品卫生与安全的概念	1
		(2) 食品污染及预防	1) 生物性污染及预防 ①细菌性污染及预防 ②真菌性污染及预防 ③病毒、寄生虫等其他生物性污染及预防 2) 化学性污染及预防 ①农药污染及预防 ②有毒金属污染及预防 ③N-亚硝基化合物污染及预防 ④多环芳烃类化合物污染及预防 ⑤杂环胺类化合物污染及预防 ⑥食品添加剂污染及预防 3) 物理性污染及预防 ①杂物污染及预防 ②放射性污染及预防	(1) 方法：讲授法 (2) 重点：生物性污染及预防、化学性污染及预防 (3) 难点：化学性污染及预防	4
		(3) 食物中毒及预防	1) 食物中毒的概念及特点 2) 食物中毒及预防 ①细菌性食物中毒及预防 ②真菌性食物中毒及预防 ③有毒动植物性食物中毒及预防 ④化学性食物中毒及预防	(1) 方法：讲授法 (2) 重点与难点：食物中毒及预防	4

042

续表

模块	课程	学习单元	课程内容	培训建议	课堂学时
5. 食品卫生与安全基础知识	5-1 食品卫生与安全基础知识	（3）食物中毒及预防	3）食物中毒的调查和处理 ①食物中毒的调查目的和内容 ②食物中毒的处理原则		
6. 健康保险基础知识	6-1 健康保险基础知识	（1）健康保险概述	1）健康保险的分类 ①健康保险的概念 ②健康保险的分类 2）社会医疗保险 ①社会医疗保险的概念 ②社会医疗保险的类型 3）商业健康保险 ①商业健康保险的概念 ②商业健康保险的类型	（1）方法：讲授法 （2）重点与难点：社会医疗保险的类型和商业健康保险	4
		（2）健康保险与健康管理	1）健康保险对健康管理的需求 ①健康保险对健康管理的服务需求 ②健康保险对健康管理的风险管理需求 2）健康保险对健康管理的促进作用 ①促进和整合健康管理的资源配置 ②拓展健康管理的市场渠道 ③监督评价健康管理业的成熟发展 ④强化健康管理的社会认同感 3）健康管理在健康保险行业中的应用 ①健康指导 ②诊疗干预	（1）方法：讲授法 （2）重点：健康保险对健康管理的促进作用 （3）难点：健康保险行业中健康管理的应用，保险公司与健康管理公司共同合作服务模式	6

模块	课程	学习单元	课程内容	培训建议	课堂学时
6. 健康保险基础知识	6-1 健康保险基础知识	（2）健康保险与健康管理	4）健康管理在健康保险中的运作模式 ①保险公司将健康管理服务外包 ②保险公司自建健康管理中心 ③保险公司与健康管理公司共同合作服务模式		
			5）健康保险管理式医疗的应用 ①管理式医疗的概念 ②美国管理式医疗保险的现状 ③中国管理式医疗保险的探索		
7. 健康管理服务营销基础知识	7-1 健康管理服务营销基础知识	（1）健康管理服务营销概述	1）健康管理服务基础知识 ①健康管理服务的概念 ②健康管理服务的特性 ③健康管理服务的原则	（1）方法：讲授法 （2）重点：健康管理服务的特性、市场营销的基本原理、服务营销的基本原理 （3）难点：健康管理服务产品与项目	3
			2）服务营销基础知识 ①市场营销的概念与基本原理 ②服务营销的概念与基本原理		
			3）健康管理服务行业与业态 ①健康管理服务行业 ②健康管理服务业态		
			4）健康管理服务产品与项目 ①健康管理服务产品 ②健康管理服务项目		

续表

模块	课程	学习单元	课程内容	培训建议	课堂学时
7. 健康管理服务营销基础知识	7-1 健康管理服务营销基础知识	（2）健康管理服务的消费分析	1）健康管理服务消费需求分析 2）健康管理服务消费行为分析 3）健康管理服务消费心理分析	（1）方法：讲授法 （2）重点：健康管理服务消费需求分析、健康管理服务消费行为分析 （3）难点：健康管理服务消费心理分析	2
		（3）健康管理服务营销方法	1）健康管理服务项目的营销策划 2）健康管理服务项目的营销策略 3）健康管理服务产品营销与客户管理	（1）方法：讲授法 （2）重点：健康管理服务项目的营销策划、健康管理服务项目的营销策略 （3）难点：健康管理服务产品与项目	3
8. 相关法律、法规知识	8-1 相关法律、法规知识	（1）《中华人民共和国劳动法》相关知识	1）劳动者的权利和义务 2）劳动合同 3）工作时间和休息休假 4）工资 5）社会保险和福利	（1）方法：讲授法、案例教学法 （2）重点：劳动者的权利和义务、劳动合同 （3）难点：社会保险和福利	1
		（2）《中华人民共和国劳动合同法》相关知识	1）劳动合同的签订 2）保证金和押金 3）试用期 4）违约金	（1）方法：讲授法、案例教学法 （2）重点：试用期、违约金 （3）难点：劳动合同的签订	1

续表

模块	课程	学习单元	课程内容	培训建议	课堂学时
8. 相关法律、法规知识	8-1 相关法律、法规知识	（3）《中华人民共和国执业医师法》相关知识	1）医师的考试和注册 2）医师的执业规则	（1）方法：讲授法、案例教学法 （2）重点与难点：医师的执业规则	1
		（4）《中华人民共和国食品安全法》相关知识	1）食品安全风险评估 2）食品安全标准 3）食品安全事故处置 4）特殊医学用途配方食品的管理 5）婴幼儿配方食品的质量控制	（1）方法：讲授法、案例教学法 （2）重点：食品安全标准、食品安全风险评估 （3）难点：特殊医学用途配方食品的管理	1
		（5）《中华人民共和国传染病防治法》相关知识	1）传染病分类与管理 2）传染病的健康教育 3）传染病的预防 4）禁止非法采血，预防艾滋病 5）建立传染病疫情报告制度和监测	（1）方法：讲授法、案例教学法 （2）重点：传染病分类与管理、传染病的预防 （3）难点：建立传染病疫情报告制度和监测	1
		（6）《中华人民共和国中医药法》相关知识	1）中医药技术方法 2）中医医术确有专长人员医师资格考核办法 3）中药材质量检测 4）发展中医养生保健服务	（1）方法：讲授法、案例教学法 （2）重点：中医药技术方法 （3）难点：发展中医养生保健服务	1
课堂学时合计					128

2.2.2 三级/高级职业技能培训课程规范

模块	课程	学习单元	课程内容	培训建议	课堂学时
1. 健康监测	1-1 信息收集	(1) 健康信息收集	1）信息和数据的基本概念 ①信息的概念 ②数据的概念与分类 2）信息的主要特征 ①可识别性 ②可存储性 ③可传递性和可共享性 ④可加工性 ⑤依附性和可转换性 ⑥时效性和时滞性 3）信息的类型 4）健康信息的来源 ①健康服务过程记录 ②健康体检记录 ③专题调查记录 5）健康信息的收集方法 ①阅读法 ②观察法 ③访谈法 ④讨论法 ⑤问卷调查法 6）健康信息的收集流程 ①健康调查表的选用 ②健康信息的收集	(1) 方法：讲授法、演示法 (2) 重点：健康信息的来源、健康信息的收集方法、健康信息的收集流程 (3) 难点：健康信息的收集方法	4

模块	课程	学习单元	课程内容	培训建议	课堂学时
1. 健康监测	1-1 信息收集	(2) 身高、体重的测量与评价	1) 身高测量方法与注意事项	(1) 方法：讲授法、演示法、实训法 (2) 重点：身高、体重的测量方法与评价标准 (3) 难点：身高、体重的测量方法	2
			2) 体重测量方法与注意事项		
			3) 身高、体重的评价标准		
		(3) 腰围、臀围的测量与评价	1) 腰围测量方法与注意事项	(1) 方法：讲授法、演示法、实训法 (2) 重点：腰围、腰臀比的评价 (3) 难点：腰围、臀围的测量方法	2
			2) 臀围测量方法与注意事项		
			3) 腰围、腰臀比的评价标准		
		(4) 血压的测量与评估	1) 诊室血压的测量与评估 ①测量方法 ②注意事项 ③评估标准与临床意义	(1) 方法：讲授法、演示法、实训法 (2) 重点：诊室血压的测量与评估、家庭自测血压的测量与评估 (3) 难点：动态血压监测与评估	2
			2) 家庭自测血压的测量与评估 ①测量方法 ②注意事项 ③评估标准与临床意义		
			3) 动态血压监测与评估 ①监测方案 ②注意事项 ③评估标准与临床意义		
		(5) 体温、脉搏、心率、呼吸的测量与评估	1) 体温的测量与评估 ①体温计种类 ②测量方法 ③注意事项 ④评估标准与临床意义	(1) 方法：讲授法、演示法、实训法 (2) 重点：体温、脉搏测量与评估 (3) 难点：脉搏、呼吸的测量与评估	1

续表

模块	课程	学习单元	课程内容	培训建议	课堂学时
1. 健康监测	1-1 信息收集	（5）体温、脉搏、心率、呼吸的测量与评估	2）脉搏、心率的测量与评估 ①测量方法 ②注意事项 ③评估标准与临床意义 3）呼吸的测量与评估 ①测量方法 ②注意事项 ③评估标准与临床意义		
		（6）毛细血管血糖的检测与评估	1）毛细血管血糖的检测 ①检测方法 ②注意事项 2）评估标准和临床意义	（1）方法：讲授法、演示法、实训法 （2）重点与难点：毛细血管血糖的评估	1
	1-2 信息管理	（1）健康信息录入、清理和传递	1）健康信息的录入 ①录入员培训 ②数据录入 2）健康信息的清理 ①双录入法 ②直接审阅数据库文件 ③计算机逻辑设计与查错 3）健康信息的更新与整理 ①健康信息的准备 ②健康信息的更新 ③健康信息的整理 4）健康信息的传递和接受 ①向客户传递健康信息 ②健康信息的接受及向上级传递	（1）方法：讲授法、实训法 （2）重点：健康信息的清理、更新与整理；健康信息的传递和接受 （3）难点：健康信息的传递和接受	2

模块	课程	学习单元	课程内容	培训建议	课堂学时
1. 健康监测	1-2 信息管理	（2）健康信息的保存与安全	1）健康信息的保存 ①数据库文件的保存 ②健康调查问卷的保存	（1）方法：讲授法 （2）重点：健康信息的保存与安全 （3）难点：健康信息的安全	2
			2）健康信息的安全 ①健康信息安全的概念 ②健康信息安全内容 ③健康信息安全策略		
2. 健康风险评估和分析	2-1 健康风险评估	（1）健康危险因素概述	1）风险与健康风险的概念 2）健康危险因素 ①健康危险因素的概念 ②健康危险因素的分类及特点	（1）方法：讲授法 （2）重点与难点：健康危险因素的分类及特点	4
		（2）健康危险因素采集	1）问卷调查 2）健康体检和预防性筛查	（1）方法：讲授法 （2）重点与难点：评估问卷、健康体检、预防性筛查	1
		（3）健康风险评估方法	1）健康风险评估的概念 2）健康风险评估的目的 3）健康风险评估的步骤 ①问卷调查 ②危险度计算 ③评估报告	（1）方法：讲授法 （2）重点与难点：健康风险评估的步骤	4
		（4）健康风险评估内容	1）健康状况评估 2）未来患病和死亡风险评估 3）量化评估 ①患病危险性 ②健康年龄 ③健康分值 ④健康风险分级	（1）方法：讲授法 （2）重点与难点：未来患病和死亡风险评估 （3）难点：量化评估	4

续表

模块	课程	学习单元	课程内容	培训建议	课堂学时
2. 健康风险评估和分析	2-2 健康风险分析	（1）健康风险分析	1）健康风险评估报告内容及解读 ①个人健康信息汇总报告 ②疾病风险评估报告 ③健康指导与健康促进 2）健康风险评估的主要作用 ①帮助个体综合认识健康危险因素 ②鼓励和帮助人们修正不健康行为 ③制订个体化的健康风险干预措施 ④评价健康管理效果 ⑤健康管理人群分类 ⑥在健康保险中的应用	（1）方法：讲授法 （2）重点与难点：健康风险评估报告内容及解读	4
3. 健康指导与健康风险干预	3-1 健康教育	（1）健康相关行为	1）健康教育与健康促进概述 ①健康教育 ②健康促进 2）行为的概述 ①行为的概念 ②行为的分类 ③行为的影响因素及发展过程 3）健康相关行为的分类 ①促进健康行为 ②危害健康行为 4）健康相关行为的改变模式 ①知信行理论模式 ②健康信念模式 ③行为改变阶段模式 5）健康相关行为的矫正 ①行为矫正的概念 ②群体行为矫正的方法 ③个体行为矫正的方法	（1）方法：讲授法 （2）重点：健康相关行为的改变模式、健康相关行为的矫正 （3）难点：健康相关行为的矫正	5

续表

模块	课程	学习单元	课程内容	培训建议	课堂学时
3.健康指导与健康风险干预	3-1 健康教育	(2) 健康传播	1) 健康传播概述 ①传播与健康传播的概念 ②传播的特点和分类 ③传播的模式 ④传播的社会功能 ⑤常用传播媒介 ⑥传播材料的制作 2) 人际传播 ①人际传播的概念 ②人际传播的特点 ③人际传播的形式 ④人际传播的技巧 3) 大众传播 ①大众传播的概念 ②大众传播的一般特点 ③新媒体时代的大众传播特点 ④大众传播媒介的选择原则 ⑤大众传播实施的常用技巧 ⑥影响大众传播效果的因素 4) 健康传播效果及影响因素 ①健康传播效果的层次 ②健康传播效果的影响因素	(1) 方法：讲授法、演示法、实训法 (2) 重点：传播的模式、人际传播、大众传播、健康传播效果及影响因素 (3) 难点：健康传播效果及影响因素	6
		(3) 健康教育计划的组织实施	1) 制订实施计划表 2) 建立实施组织 3) 实施质量控制 4) 培训执行人员 5) 配备材料和设备 6) 健康教育计划的实施	(1) 方法：讲授法 (2) 重点与难点：制订实施计划表；健康教育计划的实施	4

续表

模块	课程	学习单元	课程内容	培训建议	课堂学时
3．健康指导与健康风险干预	3-2　健康风险干预	（1）健康风险干预计划的组织实施	1）健康风险干预的概念	（1）方法：讲授法 （2）重点与难点：健康风险干预计划的组织实施	4
			2）健康风险干预计划的组织实施 ①制订实施计划表 ②建立实施组织 ③实施质量控制 ④培训执行人员 ⑤配备材料与设备 ⑥健康风险干预计划的实施		
	3-3　营养指导与干预	（1）营养调查与评价	1）营养调查与评价的目的	（1）方法：讲授法、演示法、实训法 （2）重点：膳食调查方法、膳食调查结果评价 （3）难点：膳食调查结果评价	12
			2）营养调查与评价的内容		
			3）膳食调查方法 ①称重法 ②记账法 ③24小时回顾法 ④食物频率法		
			4）膳食调查结果评价 ①膳食营养结构的评价 ②食物量的评价 ③能量和营养素摄入量的评价 ④能量来源的评价 ⑤三餐能量摄入分布的评价 ⑥蛋白质数量、质量的评价		

续表

模块	课程	学习单元	课程内容	培训建议	课堂学时
3. 健康指导与健康风险干预	3-3 营养指导与干预	(2) 中国居民膳食指南	1) 饮食行为	(1) 方法：讲授法 (2) 重点：一般人群膳食指南、特定人群膳食指南、平衡膳食模式及实践 (3) 难点：特定人群膳食指南	12
			2) 饮食结构		
			3) 一般人群膳食指南 ①食物多样，谷类为主 ②吃动平衡，健康体重 ③多吃蔬菜、奶类、大豆 ④适量吃鱼、禽、蛋、瘦肉 ⑤少盐少油，控糖限酒 ⑥杜绝浪费，兴新食尚		
			4) 特定人群膳食指南 ①备孕妇女膳食指南 ②孕期妇女膳食指南 ③哺乳期妇女膳食指南 ④6月龄内婴儿母乳喂养指南 ⑤7~24月龄婴幼儿喂养指南 ⑥学龄前儿童膳食指南 ⑦学龄儿童膳食指南 ⑧老年人膳食指南 ⑨素食人群膳食指南		
			5) 平衡膳食模式及实践 ①中国居民平衡膳食模式 ②平衡膳食模式的应用		

模块	课程	学习单元	课程内容	培训建议	课堂学时
3．健康指导与健康风险干预	3-4 身体活动指导与干预	（1）身体活动基础知识	1）身体活动的相关概念 ①身体活动、运动和生活活动 ②体适能 2）身体活动的能量代谢 ①肌肉收缩的直接能源 ②肌肉活动能量供应的3个系统 ③身体活动的能量消耗 3）身体活动的分类 ①按日常活动分类 ②按能量代谢分类 ③按生理功能和运动方式分类	（1）方法：讲授法 （2）重点：身体活动的能量代谢、身体活动的分类 （3）难点：身体活动的能量代谢	2
		（2）身体活动的测量	1）身体活动的测量指标 ①体质测量指标 ②运动强度的测量指标 ③肌肉力量和耐力的测量指标 ④身体活动量和运动量的测量指标 2）身体活动的测量方法 ①客观测量法 ②主观测量法 3）体适能的评价方法 ①心肺耐力的评价 ②肌肉力量的评价 ③柔韧性素质的评价	（1）方法：讲授法、演示法 （2）重点：身体活动的测量方法、体适能评价方法 （3）难点：体适能评价方法	2

续表

模块	课程	学习单元	课程内容	培训建议	课堂学时
3. 健康指导与健康风险干预	3-4 身体活动指导与干预	(3) 身体活动干预	1) 身体活动干预的概念及方法 ①身体活动干预的概念 ②身体活动干预的方法	(1) 方法：讲授法、演示法 (2) 重点与难点：运动处方的制订与实施	4
			2) 运动处方概述 ①运动处方的概念 ②运动处方的分类 ③运动处方的作用		
			3) 运动处方的制订 ①制订运动处方的基本原则 ②运动处方的基本内容 ③运动处方制订的程序		
			4) 运动处方的实施与评估 ①运动锻炼的安排 ②运动强度和量的监控 ③运动进度 ④运动中的医疗监督		
		(4) 不同人群身体活动指导	1) 5~17 岁年龄组身体活动指导	(1) 方法：讲授法、演示法 (2) 重点与难点：不同人群的身体活动指导	2
			2) 18~64 岁年龄组身体活动指导		
			3) 65 岁及以上年龄组身体活动指导		
	3-5 跟踪随访	(1) 跟踪随访	1) 跟踪随访的内容 ①干预计划的落实情况 ②药物使用情况 ③干预效果的评估	(1) 方法：讲授法、演示法、实训法 (2) 重点：沟通技巧 (3) 难点：跟踪随访的方式	2
			2) 跟踪随访的频度和方式 ①随访频度 ②随访方式		

续表

模块	课程	学习单元	课程内容	培训建议	课堂学时
3．健康指导与健康风险干预	3-5　跟踪随访	（1）跟踪随访	3）跟踪随访的记录模式 ①慢病随访记录表 ② SOAP 模式 4）沟通技巧 ①说话技巧 ②倾听技巧 ③提问技巧 ④观察技巧 ⑤反馈技巧		
4．不同人群的健康管理	4-1　新生儿、婴幼儿与儿童的健康管理	（1）新生儿的健康管理	1）新生儿的生理特点 2）健康监测 3）健康风险评估 4）健康指导与干预 ①出生时保健 ②新生儿期居家保健 5）跟踪随访	（1）方法：讲授法、演示法 （2）重点与难点：健康监测与健康风险评估、健康指导与干预	3
		（2）婴幼儿的健康管理	1）婴幼儿的生理特点 2）健康监测 3）健康风险评估 ①体格生长发育评估 ②心理行为发育评估 4）健康指导与干预 ①定期健康检查，监测体格生长和心理行为发育 ②均衡营养和合理喂养 ③国家免疫规划疫苗接种程序和国家免疫规划外疫苗的预防接种 ④早期综合发展促进指导 ⑤生活技能培训 ⑥疾病防治 ⑦伤害预防 5）跟踪随访	（1）方法：讲授法、演示法 （2）重点与难点：婴幼儿的生理特点、健康监测与健康风险评估、健康指导与干预	3

续表

模块	课程	学习单元	课程内容	培训建议	课堂学时
4.不同人群的健康管理	4-1 新生儿、婴幼儿与儿童的健康管理	（3）学龄前儿童的健康管理	1）学龄前儿童的生理特点 2）健康监测 3）健康风险评估 ①体格生长发育评估 ②心理行为发育评估 4）健康指导与干预 ①定期健康体检、体格生长发育和心理行为发育指导 ②均衡营养和合理膳食 ③早期综合发展促进指导 ④视力、口腔和听力保健 ⑤疾病预防 ⑥预防意外伤害 5）跟踪随访	（1）方法：讲授法、案例教学法 （2）重点与难点：健康监测与健康风险评估、健康指导与干预	2
		（4）学龄儿童的健康管理	1）学龄儿童的生理特点 2）健康监测 3）健康风险评估 ①体格生长发育评估 ②心理行为发育评估 4）健康指导与干预 ①定期健康体检 ②开展体育锻炼 ③均衡营养和合理膳食 ④眼、口腔保健 ⑤疾病预防 ⑥预防意外伤害 5）跟踪随访	（1）方法：讲授法、案例教学法 （2）重点与难点：健康监测与健康风险评估、健康指导与干预	2

续表

模块	课程	学习单元	课程内容	培训建议	课堂学时
4．不同人群的健康管理	4-2　备孕及孕产妇的健康管理	（1）备孕妇女的健康管理	1）健康监测与健康风险评估 2）健康指导与干预 3）跟踪随访	（1）方法：讲授法、案例教学法 （2）重点与难点：健康指导与干预	2
		（2）孕妇的健康管理	1）孕妇的生理特点 2）健康监测与健康风险评估 3）健康指导与干预 ①孕期保健指导 ②孕期营养指导与干预 ③孕期运动指导与干预 ④孕期心理指导与干预 4）跟踪随访	（1）方法：讲授法、案例教学法 （2）重点：孕妇的生理特点、健康监测与健康风险评估 （3）难点：健康指导与干预	4
		（3）产褥期妇女的健康管理	1）产褥期的生理特点 ①产褥期生理变化 ②产褥期临床特点 ③产褥期心理变化 2）健康监测与健康风险评估 3）健康指导与干预 4）跟踪随访	（1）方法：讲授法、案例教学法 （2）重点：产褥期的生理特点、健康监测与健康风险评估、跟踪随访 （3）难点：健康指导与干预	4
	4-3　围绝经期综合征的健康管理	（1）围绝经期综合征的健康管理	1）概述及流行特点 2）健康监测 ①危险因素 ②临床特点 ③健康信息收集 3）健康风险评估 4）健康指导与干预 5）跟踪随访	（1）方法：讲授法、案例教学法 （2）重点：健康监测、健康风险评估 （3）难点：健康指导与干预	4

续表

模块	课程	学习单元	课程内容	培训建议	课堂学时
4. 不同人群的健康管理	4-4 肥胖症的健康管理	(1) 肥胖症的健康管理	1) 概述及流行特点 2) 健康监测 ①危险因素 ②临床特点 ③健康信息收集 3) 健康风险评估 ①肥胖症高危人群的健康风险评估 ②肥胖症的健康风险评估 4) 健康指导与干预 ①肥胖症高危人群的健康指导与干预 ②肥胖症和伴有并发症患者的健康指导与干预 5) 跟踪随访	(1) 方法：讲授法、案例教学法 (2) 重点：健康监测、健康风险评估、健康指导与干预 (3) 难点：健康指导与干预	4
	4-5 老年性肌肉衰减综合征的健康管理	(1) 老年性肌肉衰减综合征的健康管理	1) 概述及流行特点 2) 健康监测 ①危险因素 ②临床特点 ③健康信息收集 3) 健康风险评估 ①老年性肌肉衰减综合征高危人群的健康风险评估 ②老年性肌肉衰减综合征的健康风险评估 4) 健康指导与干预 ①老年性肌肉衰减综合征高危人群的健康指导与干预 ②老年性肌肉衰减综合征患者的健康指导与干预 5) 跟踪随访	(1) 方法：讲授法、案例教学法 (2) 重点：健康监测、健康风险评估 (3) 难点：健康指导与干预	4

续表

模块	课程	学习单元	课程内容	培训建议	课堂学时
4．不同人群的健康管理	4-6 口腔常见疾病的健康管理	（1）龋齿病的健康管理	1）概述及流行特点 2）健康监测 ①危险因素 ②临床特点 ③健康信息收集 3）健康风险评估 ①龋齿病高危人群的健康风险评估 ②龋齿病患者的健康风险评估 4）健康指导与干预 ①龋齿病高危人群的健康指导与干预 ②龋齿病患者的健康指导与干预 5）跟踪随访	（1）方法：讲授法、案例教学法 （2）重点：健康监测、健康风险评估 （3）难点：健康指导与干预	2
		（2）牙龈病及牙周病的健康管理	1）概述及流行特点 2）健康监测 ①危险因素 ②临床特点 ③健康信息收集 3）健康风险评估 ①牙龈病及牙周病高危人群的健康风险评估 ②牙龈病和牙周病的健康风险评估 4）健康指导与干预 ①牙龈病及牙周病高危人群的健康指导与干预 ②牙龈病和牙周病的健康指导与干预 5）跟踪随访	（1）方法：讲授法、案例教学法 （2）重点：健康监测、健康风险评估 （3）难点：健康指导与干预	4

续表

模块	课程	学习单元	课程内容	培训建议	课堂学时
4. 不同人群的健康管理	4-7 吸烟及饮酒人群的健康管理	（1）成瘾行为	1）成瘾行为的概念 2）成瘾行为的特征 3）成瘾行为的形成过程 4）成瘾行为的影响因素	（1）方法：讲授法、案例教学法 （2）重点：成瘾行为的特征、影响因素 （3）难点：成瘾行为的形成过程	1
		（2）吸烟人群的健康管理	1）概述与流行特点 2）吸烟的危害 ①吸烟的致癌风险 ②对心、脑血管的影响 ③对呼吸道的影响 ④对消化道的影响 ⑤女性吸烟的危害 ⑥被动吸烟的危害 3）健康指导与干预 ①吸烟人群的干预原则 ②吸烟人群的健康指导与干预	（1）方法：讲授法、案例教学法 （2）重点：吸烟的危害、健康指导与干预 （3）难点：吸烟人群的健康指导与干预	2
		（3）饮酒人群的健康管理	1）过量饮酒的危害 ①急性酒精中毒 ②慢性酒精中毒 2）酒精成瘾患者的健康风险评估 3）酒精成瘾患者的健康指导与干预	（1）方法：讲授法、案例教学法 （2）重点：过量饮酒的危害、酒精成瘾患者的健康风险评估 （3）难点：酒精成瘾患者的健康指导与干预	2
5. 紧急救护知识	5-1 紧急救护知识	（1）心搏骤停的紧急救护	1）心搏骤停和心肺复苏概述 2）心搏骤停前期的预防、预识和预警 ①心搏骤停前期的预防 ②心搏骤停前期的预识 ③心搏骤停前期的预警	（1）方法：讲授法、案例教学法、演示法、实训法 （2）重点与难点：心搏骤停的临床特点及判断标准；心搏骤停前期的预防、预识和预警；心肺复苏的基本步骤，心肺复苏有效指标和终止抢救的标准	4

模块	课程	学习单元	课程内容	培训建议	课堂学时
5. 紧急救护知识	5-1 紧急救护知识	（1）心搏骤停的紧急救护	3）心肺复苏基本技能 ①成人心肺复苏 ②儿童和婴儿心肺复苏 ③心肺复苏的有效指标 ④终止抢救的标准		
课堂学时合计					135

2.2.3 二级/技师职业技能培训课程规范

模块	课程	学习单元	课程内容	培训建议	课堂学时
1. 健康监测	1-1 信息收集	（1）健康调查问卷的设计	1）健康调查问卷结构 ①标题 ②调查说明 ③健康调查问卷主题 ④核查项目和编码 ⑤作业证明记载 2）健康调查问卷设计的步骤 ①健康需求评估 ②确定调查主题和变量 ③初步拟订问卷项目 ④健康调查问卷的版面设计 ⑤健康调查问卷的编码 ⑥健康调查问卷的预实验 ⑦健康调查问卷质量的评价 3）健康调查问卷设计的注意事项	（1）方法：讲授法、演示法 （2）重点：健康调查问卷结构、健康调查问卷设计的步骤 （3）难点：健康调查问卷设计的步骤	4

续表

模块	课程	学习单元	课程内容	培训建议	课堂学时
1. 健康监测	1-1 信息收集	(2) 健康调查的实施	1) 健康调查的实施步骤 ①选择调查对象 ②分发健康调查问卷 ③回收和审查调查问卷 ④对健康调查结果处理和分析	(1) 方法：讲授法、演示法 (2) 重点：健康问卷调查的实施步骤 (3) 难点：提高健康调查问卷回收率；提高健康调查问卷有效率	4
			2) 提高健康调查问卷回收率 ①影响健康调查问卷回收率的因素 ②提高健康调查问卷回收率的方法		
			3) 提高健康调查问卷有效率 ①影响调查问卷有效率的因素 ②提高调查问卷有效率的方法		
	1-2 信息管理与使用	(1) 健康信息的管理与使用	1) 健康信息的统计学处理 ①健康信息的分类 ②健康信息的汇总 ③健康信息的描述与推断	(1) 方法：讲授法、演示法 (2) 重点：健康信息的统计学处理、健康分析报告的撰写 (3) 难点：健康分析报告的撰写	4
			2) 健康分析报告的撰写		
		(2) 健康档案的建立与管理	1) 健康档案概述 ①健康档案的概念 ②建立健康档案的目的和意义	(1) 方法：讲授法 (2) 重点与难点：健康档案的建立、健康档案的管理	4
			2) 健康档案的建立 ①建立健康档案的要求 ②建立健康档案的原则 ③健康档案的内容 ④建立健康档案的对象		

续表

模块	课程	学习单元	课程内容	培训建议	课堂学时
1. 健康监测	1-2 信息管理与使用	（2）健康档案的建立与管理	⑤建立健康档案的方法 ⑥建立健康档案的流程		
			3）健康档案的管理 ①健康档案的管理原则 ②健康档案的管理制度 ③健康档案的管理流程 ④健康档案的保管与使用		
			4）健康档案的应用 ①健康档案的应用范围 ②健康档案的信息共享		
		（3）智慧健康技术的应用	1）智慧健康概述	（1）方法：讲授法 （2）重点：智慧健康的特点 （3）难点：智慧健康的应用	2
			2）智慧健康的特点		
			3）智能健康服务产品		
			4）健康数据管理与服务系统		
			5）智慧健康技术在健康管理中的应用		
	1-3 健康监测方案的制订与实施	（1）健康监测方案的制订	1）健康体检概述	（1）方法：讲授法 （2）重点与难点：健康监测方案的制订	4
			2）健康体检内容		
			3）健康监测方案的制订		
		（2）健康监测方案的实施及质量控制	1）健康监测方案的实施	（1）方法：讲授法 （2）重点：健康监测方案的实施 （3）难点：健康监测实施过程的质量控制	4
			2）健康监测实施过程的质量控制		

续表

模块	课程	学习单元	课程内容	培训建议	课堂学时
2. 健康风险评估和分析	2-1 健康风险评估	(1) 健康危险因素的识别	1) 风险与健康风险的概念 2) 健康危险因素分类 ①可改变的健康危险因素 ②不可改变的健康危险因素 3) 健康危险因素的特点 ①广泛存在 ②交互协同作用明显 ③潜伏期长 ④特异性差	(1) 方法：讲授法、案例教学法 (2) 重点：健康危险因素分类、健康危险因素影响健康的特点 (3) 难点：健康危险因素的特点	4
		(2) 常见的健康风险评估类型	1) 疾病风险评估 ①疾病风险评估的目的 ②疾病风险评估的特点 ③疾病风险评估的方法 ④疾病风险评估的步骤 ⑤疾病风险评估的注意事项 ⑥疾病风险评估与健康管理策略 2) 生命质量评估 ①生命质量评估的概念 ②生命质量评估的内容 ③生命质量评估常用量表 3) 生活方式/行为评估	(1) 方法：讲授法 (2) 重点和难点：疾病风险评估、生命质量评估、生活方式评估、行为方式评估	6

续表

模块	课程	学习单元	课程内容	培训建议	课堂学时
2．健康风险评估和分析	2-1　健康风险评估	（3）健康风险评估的应用	1）健康风险评估的步骤 ①收集死亡率资料 ②收集个人危险因素资料 ③将危险因素转换成危险分数 ④计算组合危险分数 ⑤计算存在死亡危险 ⑥计算评价年龄 ⑦计算增长年龄	（1）方法：讲授法 （2）重点：健康风险评估的步骤；评估个体、群体健康风险 （3）难点：群体健康风险评估	4
			2）个体健康风险评估 ①健康型 ②自创性危险因素型 ③难以改变的危险因素型 ④一般性危险因素型		
			3）群体健康风险评估 ①不同人群的危险程度 ②危险因素属性分析 ③分析单项危险因素对健康的影响		
	2-2　健康风险分析	（1）健康风险评估报告的分析与解释	1）个人健康信息汇总报告	（1）方法：讲授法 （2）重点：危险因素状况、对可改善的危险因素解释并指导、健康年龄评估 （3）难点：对可改善的危险因素解释并指导	4
			2）疾病风险评估报告		
			3）危险因素状况		
			4）对可改善的危险因素解释并指导		
			5）健康年龄评估		
			6）危险因素重点提示报告		

课程包

续表

模块	课程	学习单元	课程内容	培训建议	课堂学时
3．健康指导与健康风险干预	3-1 健康教育计划与健康科普活动	(1) 健康教育计划的制订与评价	1) 健康教育计划的制订 ①制订原则 ②制订步骤 2) 监督健康教育计划的组织实施 3) 健康教育计划的评价 ①评价的种类和内容 ②评价的基本步骤 ③影响评价结果的因素	(1) 方法：讲授法、案例教学法 (2) 重点：健康教育计划的制订、健康教育计划的评价 (3) 难点：健康教育计划的制订	4
		(2) 健康科普教育	1) 健康科普活动概述 ①健康科普的相关概念及特点 ②健康科普活动的类型 2) 科普活动的策划 ①综合分析 ②制订计划 ③方案优化 ④书面报告与方案的审定 3) 健康科普活动的组织实施 ①健康科普活动的实施前期准备工作 ②健康科普活动的实施方案 ③健康科普活动结束的收尾工作 4) 健康科普活动的效果评价 ①健康科普活动评价的程序 ②健康科普活动评价分析方法 ③调研和分析中应注意的问题 ④指标体系法在活动效果评价中的应用	(1) 方法：讲授法、实训法、项目教学法 (2) 重点：健康科普活动的策划、组织实施、效果评价；健康科普文章的编写技巧 (3) 难点：健康科普活动的策划、组织实施	8

续表

模块	课程	学习单元	课程内容	培训建议	课堂学时
3. 健康指导与健康风险干预	3-1 健康教育计划与健康科普活动	（2）健康科普教育	5）健康科普文章的编写 ①健康科普文章的编写技巧 ②健康科普文章的编写原则 ③健康科普文章的基本要求		
	3-2 健康风险干预	（1）健康风险干预概述	1）健康风险干预的概念	（1）方法：讲授法 （2）重点与难点：健康风险干预的目的	1
			2）健康风险干预的目的		
		（2）健康风险干预计划的制订与评价	1）健康风险干预计划制订的原则	（1）方法：讲授法、项目教学法 （2）重点与难点：健康风险干预计划的制订与评价	8
			2）健康风险干预计划的制订步骤 ①需求评估 ②确定优先目标 ③确定计划目标和指标 ④确定干预策略、措施和资源 ⑤安排干预活动的实施日程 ⑥干预计划的评价		
			3）健康风险干预计划的评价 ①评价的类型、内容和方法 ②评价的基本步骤		

续表

模块	课程	学习单元	课程内容	培训建议	课堂学时
3．健康指导与健康风险干预	3-3 心理健康指导与干预	（1）心理应激	1）心理应激与健康 ①心理应激的概念 ②应激理论模式 ③心理应激对健康的影响 2）心理应激源 ①躯体性应激源 ②心理性应激源 ③文化性应激源 ④社会性应激源 3）心理应激的中介机制 ①认知评价 ②应对方式 ③社会支持 ④人格因素 4）心理应激反应 ①生理反应 ②心理反应	（1）方法：讲授法、案例教学法 （2）重点与难点：心理应激源、心理应激的中介机制、心理应激反应	4
		（2）心理评估技能	1）心理评估的概念 2）常用的心理评估方法 ①观察法 ②问卷法 ③访谈法 ④心理测验法	（1）方法：讲授法 （2）重点：常用心理评估的方法 （3）难点：心理测验	2
		（3）心理障碍的评估	1）正常心理与异常心理的区分 ①标准化区分 ②非标准化区分 ③常识性的区分 ④心理学的区分 2）常见心理症状的评估 ①认知障碍 ②情感障碍 ③意志障碍	（1）方法：讲授法、案例教学法 （2）重点与难点：常见心理症状的评估、常见心理疾病的评估	2

续表

模块	课程	学习单元	课程内容	培训建议	课堂学时
3.健康指导与健康风险干预	3-3 心理健康指导与干预	（3）心理障碍的评估	3）常见心理疾病的评估 ①精神分裂症及妄想障碍 ②心境障碍 ③神经症 ④应激相关障碍 ⑤人格障碍 ⑥心理生理障碍 ⑦癔症		
		（4）心理咨询技能	1）心理咨询的概念 ①心理咨询与心理治疗的关系 ②心理咨询的分类	（1）方法：讲授法、案例教学法 （2）重点与难点：心理咨询的程序、心理咨询技术	2
			2）心理咨询的理论 ①精神分析理论 ②认知心理学理论 ③行为主义理论 ④来访者中心理论		
			3）心理咨询的程序 ①收集资料，探索问题 ②进行诊断，拟订方案 ③调节行为，改善心态 ④巩固成效，结束咨询		
			4）心理咨询的基本原则 ①针对性原则 ②回避性原则 ③综合性原则 ④保密性原则 ⑤灵活性原则 ⑥建立良好关系原则		
			5）心理咨询技术 ①建立关系的技术 ②参与性技术 ③影响性技术 ④消除阻抗		

续表

模块	课程	学习单元	课程内容	培训建议	课堂学时
4. 常见慢性非传染性疾病的健康管理	4-1 糖尿病的健康管理	（1）糖尿病的健康管理	1）概述和流行特点	（1）方法：讲授法、案例教学法 （2）重点：健康监测、健康风险评估、健康指导与干预 （3）难点：健康指导与干预	4
			2）健康监测 ①危险因素 ②临床特点 ③健康信息收集		
			3）健康风险评估 ①糖尿病高危人群的健康风险评估 ②胰岛素抵抗、糖调节受损及糖尿病患者的健康风险评估 ③并发症筛查		
			4）健康指导与干预 ①糖尿病高危人群的健康指导与干预 ②糖尿病患者的健康指导与干预		
			5）跟踪随访		
	4-2 高血压病的健康管理	（1）高血压病的健康管理	1）概述和流行特点	（1）方法：讲授法、案例教学法 （2）重点：健康监测、健康风险评估、健康指导与干预 （3）难点：健康指导与干预	4
			2）健康监测 ①危险因素 ②临床特点 ③健康信息收集		
			3）健康风险评估 ①高血压病高危人群的健康风险评估 ②高血压病患者的健康风险评估		
			4）健康指导与干预 ①高血压病高危人群的健康指导与干预 ②高血压病患者的健康指导与干预		
			5）跟踪随访		

续表

模块	课程	学习单元	课程内容	培训建议	课堂学时
4．常见慢性非传染性疾病的健康管理	4-3 血脂异常的健康管理	（1）血脂异常的健康管理	1）概述和流行特点	（1）方法：讲授法、案例教学法 （2）重点：健康监测、健康风险评估、健康指导与干预 （3）难点：健康指导与干预	3
			2）健康监测 ①危险因素 ②临床特点 ③健康信息收集		
			3）健康风险评估 ①血脂异常高危人群的健康风险评估 ②血脂异常患者的健康风险评估		
			4）健康指导与干预 ①血脂异常高危人群的健康指导与干预 ②血脂异常患者的健康指导与干预		
			5）跟踪随访		
	4-4 冠心病的健康管理	（1）冠心病的健康管理	1）概述和流行特点	（1）方法：讲授法、案例教学法 （2）重点：健康监测、健康风险评估、健康指导与干预 （3）难点：健康指导与干预	2
			2）健康监测 ①危险因素 ②临床特点 ③健康信息收集		
			3）健康风险评估 ①冠心病高危人群的健康风险评估 ②冠心病患者的健康风险评估		
			4）健康指导与干预 ①冠心病高危人群的健康指导与干预 ②冠心病患者的健康指导与干预		
			5）跟踪随访		
	4-5 脂肪性肝病的健康管理	（1）脂肪性肝病的健康管理	1）概述和流行特点	（1）方法：讲授法、案例教学法 （2）重点：健康监测、健康风险评估、健康指导与干预 （3）难点：健康指导与干预	2
			2）健康监测 ①危险因素 ②临床特点 ③健康信息收集		

续表

模块	课程	学习单元	课程内容	培训建议	课堂学时
4. 常见慢性非传染性疾病的健康管理	4-5 脂肪性肝病的健康管理	(1) 脂肪性肝病的健康管理	3) 健康风险评估 ①脂肪性肝病高危人群的健康风险评估 ②脂肪性肝病患者的健康风险评估		
			4) 健康指导与干预 ①脂肪性肝病高危人群的健康指导与干预 ②脂肪性肝病患者的健康指导与干预		
			5) 跟踪随访		
5. 培训与指导	5-1 现代教育技术应用	(1) 现代教育技术应用	1) 现代教育技术的概念及特点	(1) 方法：讲授法 (2) 重点与难点：现场教学法的概念、分类及特点；远程教学法的概念、分类及特点	2
			2) 现场教学法的概念、分类及特点		
			3) 远程教学法的概念、分类及特点		
			4) 现场教学与远程教学的区别		
	5-2 培训与指导	(1) 健康管理师的培训与指导	1) 培训概述	(1) 方法：讲授法、项目教学法 (2) 重点：健康管理师培训计划的制订、实施，培训效果的评价 (3) 难点：培训的实施	6
			2) 培训的目的		
			3) 培训的形式		
			4) 培训计划的制订		
			5) 编写教案及教学准备		
			6) 培训的实施		
			7) 培训效果的评价 ①评价方法 ②评价内容及形式		
			8) 指导三级健康管理师进行健康管理技能操作		
培训学时合计					98

2.2.4　一级／高级技师职业技能培训课程规范

模块	课程	学习单元	课程内容	培训建议	课堂学时
1. 常见慢性非传染性疾病的健康管理	1-1　骨质疏松症的健康管理	（1）骨质疏松症的健康管理	1）概述和流行特点	（1）方法：讲授法、案例教学法 （2）重点与难点：健康监测、健康风险评估、健康指导与干预	4
			2）健康监测 ①危险因素 ②分类与临床特点 ③健康信息收集		
			3）健康风险评估 ①骨质疏松症高危人群的健康风险评估 ②骨质疏松症患者的健康风险评估 ③骨质疏松性骨折的风险预测		
			4）健康指导与干预 ①骨质疏松症高危人群的健康指导与干预 ②骨质疏松症患者的健康指导与干预		
			5）跟踪随访		
	1-2　高尿酸血症与痛风的健康管理	（1）高尿酸血症与痛风的健康管理	1）概述和流行特点	（1）方法：讲授法、案例教学法 （2）重点与难点：健康监测、健康风险评估、健康指导与干预	4
			2）健康监测 ①危险因素 ②临床特点 ③健康信息收集		
			3）健康风险评估 ①高尿酸血症与痛风高危人群的健康风险评估 ②高尿酸血症与痛风患者的健康风险评估		
			4）健康指导与干预 ①高尿酸血症与痛风高危人群的健康指导与干预 ②高尿酸血症与痛风患者的健康指导与干预		
			5）跟踪随访		

续表

模块	课程	学习单元	课程内容	培训建议	课堂学时
1. 常见慢性非传染性疾病的健康管理	1-3 慢性阻塞性肺疾病的健康管理	（1）慢性阻塞性肺疾病的健康管理	1）概述和流行特点	（1）方法：讲授法、案例教学法 （2）重点与难点：健康监测、健康风险评估、健康指导与干预	4
			2）健康监测 ①危险因素 ②临床特点 ③健康信息收集		
			3）健康风险评估 ①慢性阻塞性肺疾病高危人群的健康风险评估 ②慢性阻塞性肺疾病患者的健康风险评估		
			4）健康指导与干预 ①慢性阻塞性肺疾病高危人群的健康指导与干预 ②慢性阻塞性肺疾病患者的健康指导与干预		
			5）跟踪随访		
	1-4 恶性肿瘤的健康管理	（1）恶性肿瘤的健康管理	1）概述和流行特点	（1）方法：讲授法、案例教学法 （2）重点与难点：健康监测、健康风险评估、健康指导与干预	4
			2）健康监测 ①危险因素 ②临床特点 ③健康信息收集		
			3）健康风险评估 ①恶性肿瘤高危人群的识别与筛查 ②恶性肿瘤患者的健康风险评估		
			4）健康指导与干预 ①恶性肿瘤高危人群的健康指导与干预 ②恶性肿瘤患者的健康指导与干预		
			5）跟踪随访		

续表

模块	课程	学习单元	课程内容	培训建议	课堂学时
2．康复技术与健康管理	2-1 康复评估	（1）康复医学概述	1）康复与康复医学的概念 2）服务对象 3）三级康复网络服务理念 4）康复机构建设和服务现状	（1）方法：讲授法 （2）重点与难点：康复与康复医学的概念、三级康复网络服务理念	1
		（2）社区康复	1）社区康复的概念 2）社区康复的产生与发展 3）社区康复的基本原则 4）社区康复的特点 5）社区康复的工作内容	（1）方法：讲授法 （2）重点与难点：社区康复基本原则、社区康复的特点、社区康复的工作内容	1
		（3）康复评估技术	1）评估概述 2）康复评估方法 ①运动功能评估 ②日常生活活动能力评估 ③语言功能的评估 ④认知水平的评估 ⑤疼痛评估	（1）方法：讲授法、演示法、实训法 （2）重点与难点：康复评估方法、康复计划制订	4
		（4）制订康复计划	1）确定康复目标 ①近期目标 ②远期目标 2）制定康复训练内容 3）康复训练的注意事项 4）评价康复效果与修订康复计划	（1）方法：讲授法、项目教学法 （2）重点与难点：制定康复训练内容	1

续表

模块	课程	学习单元	课程内容	培训建议	课堂学时
2. 康复技术与健康管理	2-2 康复技术	（1）运动疗法	1）关节活动度训练 2）肌力训练 3）肌耐力训练 4）平衡功能训练 5）协调功能训练 6）站立步行训练	（1）方法：讲授法、演示法、实训法 （2）重点与难点：常用的运动疗法的训练方法、适应证、禁忌证	4
		（2）物理因子疗法	1）电疗法 2）光疗法 3）磁疗法 4）超声波疗法 5）传导热疗法	（1）方法：讲授法、演示法、实训法 （2）重点与难点：常见物理因子疗法的操作方法、适应证、禁忌证	2
		（3）作业疗法	1）作业疗法的概述 2）作业疗法的评估 3）作业治疗的作用 4）作业活动的分析 5）作业治疗方法的选择 6）作业疗法的适应证与禁忌证	（1）方法：讲授法、演示法、实训法 （2）重点与难点：作业疗法评估、作业活动分析	2
	2-3 常见慢性非传染性疾病的健康管理与康复指导	（1）脑卒中的健康管理与康复指导	1）概述和流行特点 2）健康监测 ①危险因素 ②临床特点 ③健康信息收集 3）健康风险评估 ①脑卒中高危人群的健康风险评估 ②脑卒中患者的健康风险评估 ③脑卒中患者的功能评估	（1）方法：讲授法、案例教学法、演示法、实训法 （2）重点：健康监测、健康风险评估、健康指导与干预 （3）难点：功能评估、康复指导与干预	4

续表

模块	课程	学习单元	课程内容	培训建议	课堂学时
2. 康复技术与健康管理	2-3 常见慢性非传染性疾病的健康管理与康复指导	（1）脑卒中的健康管理与康复指导	4）健康指导与干预 ①脑卒中高危人群的健康指导与干预 ②脑卒中患者的健康指导与干预 ③脑卒中患者的康复指导与干预		
			5）跟踪随访		
		（2）阿尔茨海默病的健康管理与康复指导	1）概述和流行特点	（1）方法：讲授法、案例教学法、演示法、实训法 （2）重点：健康监测、健康风险评估、健康指导与干预 （3）难点：功能评估、康复指导与干预	4
			2）健康监测 ①危险因素 ②临床特点 ③健康信息收集		
			3）健康风险评估 ①阿尔茨海默病高危人群的健康风险评估 ②阿尔茨海默病患者的健康风险评估 ③阿尔茨海默病患者的功能评估		
			4）健康指导与干预 ①阿尔茨海默病高危人群的健康指导与干预 ②阿尔茨海默病患者的健康指导与干预 ③阿尔茨海默病患者的康复指导与干预		
			5）跟踪随访		
		（3）颈椎病的健康管理与康复指导	1）概述和流行特点	（1）方法：讲授法、案例教学法、演示法、实训法 （2）重点：健康监测、健康风险评估、健康指导与干预 （3）难点：功能评估、康复指导与干预	4
			2）健康监测 ①危险因素 ②临床特点 ③健康信息收集		
			3）健康风险评估 ①颈椎病高危人群的健康风险评估 ②颈椎病患者的健康风险评估 ③颈椎病患者的功能评估		

模块	课程	学习单元	课程内容	培训建议	课堂学时
2. 康复技术与健康管理	2-3 常见慢性非传染性疾病的健康管理与康复指导	（3）颈椎病的健康管理与康复指导	4）健康指导与干预 ①颈椎病高危人群的健康指导与干预 ②颈椎病患者的健康指导与干预 ③颈椎病患者的康复指导与干预		
			5）跟踪随访		
		（4）肩关节周围炎的健康管理与康复指导	1）概述和流行特点	（1）方法：讲授法、案例教学法、演示法、实训法 （2）重点：健康监测、健康风险评估、健康指导与干预 （3）难点：功能评估、康复指导与干预	2
			2）健康监测 ①危险因素 ②临床特点 ③健康信息收集		
			3）健康风险评估 ①肩关节周围炎高危人群的健康风险评估 ②肩关节周围炎患者的健康风险评估 ③肩关节周围炎患者的功能评估		
			4）健康指导与干预 ①肩关节周围炎高危人群的健康指导与干预 ②肩关节周围炎患者的健康指导与干预 ③肩关节周围炎患者的康复指导与干预		
			5）跟踪随访		
		（5）退行性骨关节病的健康管理与康复指导	1）概述和流行特点	（1）方法：讲授法、案例教学法、演示法、实训法	2
			2）健康监测 ①危险因素 ②临床特点 ③健康信息收集 ④常见的退行性骨关节病		

续表

模块	课程	学习单元	课程内容	培训建议	课堂学时
2. 康复技术与健康管理	2-3 常见慢性非传染性疾病的健康管理与康复指导	（5）退行性骨关节病的健康管理与康复指导	3）健康风险评估 ①退行性骨关节病高危人群的健康风险评估 ②退行性骨关节病患者的健康风险评估 ③退行性骨关节病患者的功能评估	（2）重点：健康监测、健康风险评估、健康指导与干预 （3）难点：功能评估、康复指导与干预	
			4）健康指导与干预 ①退行性骨关节病高危人群的健康指导与干预 ②退行性骨关节病患者的健康指导与干预 ③退行性骨关节病患者的康复指导与干预		
			5）跟踪随访		
3. 培训、指导与科研	3-1 培训与指导	（1）健康管理师的培训与指导	1）对三级、二级健康管理师进行理论培训	（1）方法：讲授法 （2）重点与难点：对三级、二级健康管理师进行理论、技能操作的培训与指导	2
			2）指导二级健康管理师开展健康科普讲座		
			3）对三级、二级健康管理师进行健康管理技能操作指导		
	3-2 健康管理的科研	（1）健康管理的科研	1）科研课题的选择	（1）方法：讲授法 （2）重点：文献检索、选择科研课题 （3）难点：设计与实施科研项目	8
			2）文献检索及综述		
			3）科研项目的设计与实施		
			4）科研论文撰写		
课堂学时合计					57

2.2.5 培训建议中培训方法说明

1. 讲授法

讲授法指教师主要运用语言方式,系统地向学员传授知识,传播思想观念。即教师通过叙述、描绘、解释、推论来传递信息、传授知识、阐明概念、论证定律和公式,引导学员获取知识,分析和认识问题。

2. 讨论法

讨论法指在教师的指导下,学员以全班或小组为单位,围绕学习单元的内容,对某一专题进行深入探讨,通过讨论或辩论活动,获得知识或巩固知识的一种教学方法,要求教师在讨论结束时对讨论的主题做归纳性总结。

3. 实训(练习)法

实训(练习)法指学员在教师的指导下巩固知识、运用知识、形成技能技巧的方法。通过实际操作的练习,形成操作技能。

4. 演示法

演示法指在教学过程中,教师通过示范操作和讲解使学员获得知识、技能的教学方法。教学中,教师对操作内容进行现场演示,边操作边讲解,强调操作的关键步骤和注意事项,使学员边学边做,理论与技能并重,师生互动,提高学生的学习兴趣和学习效率。

5. 案例教学法

案例教学法指通过对案例进行分析,提出问题,分析问题,并找到解决问题的途径和手段,培养学员分析问题、处理问题的能力。

6. 项目教学法

项目教学法指以实际应用为目的,将理论知识与实际工作相结合,通过师生共同完成一个完整的项目工作,使学员获得知识和实践操作能力与解决实际问题能力的教学方法。其实施以小组为学习单位,一般可分为确定项目任务、计划、决策、实施、检查和评价6个步骤。强调学员在学习过程中的主体地位,以学员为中心,以学员学习为主、教师指导为辅,通过完成教学项目,激发学员的学习积极性,使学员既获得相关理论知识,又掌握实践技能和工作方法,提高解决实际问题的综合能力。

2.3 考 核 规 范

2.3.1 职业基本素质培训考核规范

考核范围	考核比重（%）	考核内容	考核比重（%）	考核单元
1. 职业认知与职业道德	5	1-1 职业认知	2	（1）健康管理概述
				（2）健康管理的基本策略
				（3）健康管理师职业简介
				（4）健康管理服务的礼仪礼节
		1-2 职业道德基本知识	3	（1）健康管理职业道德
				（2）健康管理中的伦理学
2. 医学基础知识和临床相关知识	35	2-1 组织学与解剖学基础知识	5	（1）组织学与解剖学基础知识
		2-2 生理学基础知识	5	（1）人体内环境及生理功能调节
				（2）食物的消化与吸收
		2-3 医学免疫学与医学微生物学基础知识	5	（1）医学免疫学基础
				（2）医学微生物学基础
		2-4 临床诊断基础知识	5	（1）诊断学基础知识
				（2）基因检测基础知识
		2-5 临床主要治疗方法	5	（1）药物治疗
				（2）非药物治疗
		2-6 全科医学基础知识	5	（1）全科医学基础知识
		2-7 中医学及中医保健基础知识	5	（1）中医学基础知识
				（2）中医养生学基础知识
				（3）常用中药类保健食品

考核范围	考核比重（%）	考核内容	考核比重（%）	考核单元
3. 预防医学及流行病学基础知识	25	3-1 预防医学基础知识	15	（1）疾病预防与控制策略
				（2）基本卫生保健基础知识
				（3）社区公共卫生基础知识
		3-2 流行病学基础知识	6	（1）流行病学基础知识
		3-3 生物统计学基础知识	2	（1）生物统计学基础知识
		3-4 循证医学基础知识	2	（1）循证医学基础知识
4. 营养学及保健食品基础知识	15	4-1 营养学基础知识	5	（1）营养学基础知识
				（2）能量和营养素
		4-2 各类食物的营养价值	5	（1）各类食物的营养价值
		4-3 营养强化食品与保健食品基础知识	5	（1）营养强化食品基础知识
				（2）保健食品基础知识
				（3）特殊医学用途的配方食品
5. 食品卫生与安全基础知识	5	5-1 食品卫生与安全基础知识	5	（1）食品卫生与安全概述
				（2）食品污染及预防
				（3）食物中毒及预防
6. 健康保险基础知识	5	6-1 健康保险基础知识	5	（1）健康保险概述
				（2）健康保险与健康管理
7. 健康管理服务基础知识	5	7-1 健康管理服务营销基础知识	5	（1）健康管理服务营销概述
				（2）健康管理服务的消费分析
				（3）健康管理服务营销方法
8. 相关法律、法规知识	5	8-1 相关法律、法规知识	5	（1）《中华人民共和国劳动法》相关知识
				（2）《中华人民共和国劳动合同法》相关知识
				（3）《中华人民共和国执业医师法》相关知识
				（4）《中华人民共和国食品安全法》相关知识
				（5）《中华人民共和国传染病防治法》相关知识
				（6）《中华人民共和国中医药法》相关知识

2.3.2 三级/高级职业技能培训理论知识考核规范

考核范围	考核比重（%）	考核内容		考核比重（%）	考核单元
1. 健康监测	15	1–1	信息收集	10	（1）健康信息收集
					（2）身高、体重的测量与评价
					（3）腰围、臀围的测量与评价
					（4）血压的测量与评估
					（5）体温、脉搏、心率、呼吸的测量与评估
					（6）毛细血管血糖的检测与评估
		1–2	信息管理	5	（1）信息录入、清理和传递
					（2）健康信息的保存与安全
2. 健康风险评估和分析	10	2–1	健康风险评估	5	（1）健康危险因素概述
					（2）健康危险因素采集
					（3）健康风险评估方法
					（4）健康风险评估内容
		2–2	健康风险分析	5	（1）健康风险分析
3. 健康指导与健康风险干预	30	3–1	健康教育	10	（1）健康相关行为
					（2）健康传播
					（3）健康教育计划的组织实施
		3–2	健康风险干预	1	（1）健康风险干预计划的组织实施
		3–3	营养指导与干预	8	（1）营养调查与评价
					（2）中国居民膳食指南
		3–4	身体活动指导与干预	8	（1）身体活动基础知识
					（2）身体活动的测量
					（3）身体活动干预
					（4）人群身体活动指导
		3–5	跟踪随访	3	（1）跟踪随访

续表

考核范围	考核比重（%）	考核内容	考核比重（%）	考核单元
4．不同人群的健康管理	40	4-1　新生儿、婴幼儿与儿童的健康管理	5	（1）新生儿的健康管理
				（2）婴幼儿的健康管理
				（3）学龄前儿童的健康管理
				（4）学龄儿童的健康管理
		4-2　备孕及孕产妇的健康管理	5	（1）备孕妇女的健康管理
				（2）孕妇的健康管理
				（3）产褥期妇女的健康管理
		4-3　围绝经期综合征的健康管理	6	（1）围绝经期综合征的健康管理
		4-4　肥胖症的健康管理	8	（1）肥胖症的健康管理
		4-5　老年性肌肉衰减综合征的健康管理	6	（1）老年性肌肉衰减综合征的健康管理
		4-6　口腔常见疾病的健康管理	4	（1）龋齿病的健康管理
				（2）牙龈病及牙周病的健康管理
		4-7　吸烟及饮酒人群的健康管理	6	（1）成瘾行为
				（2）吸烟人群的健康管理
				（3）饮酒人群的健康管理
5．紧急救护知识	5	5-1　紧急救护知识	5	（1）心搏骤停的紧急救护

2.3.3　三级／高级职业技能培训操作技能考核规范

考核范围	考核比重（%）	考核内容	考核比重（%）	考核形式	选考方式	考核时间（分钟）	重要程度
1．健康监测	10	1-1　信息收集	5	笔试	必考	5	X
		1-2　信息管理	5	笔试	必考	5	Y

续表

考核范围	考核比重（%）	考核内容		考核比重（%）	考核形式	选考方式	考核时间（分钟）	重要程度
2．健康风险评估和分析	10	2-1	健康风险评估	5	笔试	必考	5	X
		2-2	健康风险分析	5	笔试	必考	5	X
3．健康指导与健康风险干预	35	3-1	健康教育	10	笔试	必考	10	X
		3-2	健康风险干预	5	笔试	必考	5	X
		3-3	营养指导与干预	12	笔试	必考	10	X
		3-4	身体活动指导与干预	6	笔试	必考	5	X
		3-5	跟踪随访	2	笔试	必考	5	Y
4．不同人群的健康管理	40	4-1	新生儿、婴幼儿与儿童的健康管理	4	笔试	必考	5	Y
		4-2	孕产妇的健康管理	4	笔试	必考	10	Y
		4-3	围绝经期综合征的健康管理	6	笔试	必考	10	X
		4-4	肥胖症的健康管理	8	笔试	必考	10	X
		4-5	老年性肌肉衰减综合征的健康管理	7	笔试	必考	10	X
		4-6	口腔常见疾病的健康管理	5	笔试	必考	5	Y
		4-7	吸烟及饮酒人群的健康管理	6	笔试	必考	5	X
5．紧急救护知识	5	5-1	紧急救护知识	5	操作	必考	5	Y

说明：重要程度

"X"表示核心要素，是鉴定中最重要、出现频率也最高的内容，具有必备性、典型性的特点。"Y"表示一般要素，是鉴定中一般重要的内容。"Z"表示辅助要素，是鉴定中重要程度较低的内容。

2.3.4　二级/技师职业技能培训理论知识考核规范

考核范围	考核比重（%）	考核内容	考核比重（%）	考核单元
1. 健康监测	15	1-1　信息收集	5	（1）健康调查问卷的设计
				（2）健康调查的实施
		1-2　信息管理与使用	5	（1）健康信息的管理与使用
				（2）健康档案的建立与管理
				（3）智慧健康技术的应用
		1-3　健康监测方案的制订与实施	5	（1）健康监测方案的制订
				（2）健康监测方案的实施及质量控制
2. 健康风险评估和分析	10	2-1　健康风险评估	6	（1）健康危险因素的识别
				（2）常见的健康风险评估类型
				（3）健康风险评估的应用
		2-2　健康风险分析	4	（1）健康风险评估报告的分析与解释
3. 健康指导与健康风险干预	30	3-1　健康教育计划与健康科普活动	12	（1）健康教育计划的制订与评价
				（2）健康科普教育
		3-2　健康风险干预	10	（1）健康风险干预概述
				（2）健康风险干预计划的制订与评价
		3-3　心理健康指导与干预	8	（1）心理应激
				（2）心理评估技能
				（3）心理障碍的评估
				（4）心理咨询技能
4. 常见慢性非传染性疾病的健康管理	40	4-1　糖尿病的健康管理	10	（1）糖尿病的健康管理
		4-2　高血压病的健康管理	10	（1）高血压病的健康管理
		4-3　血脂异常的健康管理	10	（1）血脂异常的健康管理
		4-4　冠心病的健康管理	5	（1）冠心病的健康管理
		4-5　脂肪性肝病的健康管理	5	（1）脂肪性肝病的健康管理

续表

考核范围	考核比重（%）	考核内容	考核比重（%）	考核单元
5．培训与指导	5	5-1 现代教育理论	1	（1）现代教育技术
		5-2 培训与指导	4	（1）健康管理师的培训与指导

2.3.5 二级/技师职业技能培训操作技能考核规范

考核范围	考核比重（%）	考核内容	考核比重（%）	考核形式	选考方式	考核时间（分钟）	重要程度
1．健康监测	20	1-1 信息收集	5	笔试	必考	5	Y
		1-2 信息管理与使用	5	笔试	必考	5	Y
		1-3 健康监测方案的制订与实施	10	笔试	必考	10	X
2．健康风险评估和分析	15	2-1 健康风险评估	5	笔试	必考	10	X
		2-2 健康风险分析	10	笔试	必考	10	X
3．健康指导与健康风险干预	30	3-1 健康教育计划与健康科普活动	10	笔试	必考	10	X
		3-2 健康风险干预	10	笔试	必考	8	X
		3-3 心理健康指导与干预	10	笔试	必考	10	X
4．常见慢性非传染性疾病的健康管理	25	4-1 糖尿病的健康管理	10	笔试	必考	10	X
		4-2 高血压病的健康管理	10	笔试	必考	10	X
		4-3 血脂异常的健康管理	5	笔试	必考	8	X
		4-4 冠心病的健康管理	5	笔试	必考	8	X
		4-5 脂肪性肝病的健康管理	5	笔试	必考	8	Y
5．培训与指导	10	5-1 教学实施	10	笔试	必考	8	Y

2.3.6 一级／高级技师职业技能培训理论知识考核规范

考核范围	考核比重（%）	考核内容	考核比重（%）	考核单元
1．常见慢性非传染性疾病的健康管理	40	1-1 骨质疏松症的健康管理	10	（1）骨质疏松症的健康管理
		1-2 高尿酸血症与痛风的健康管理	10	（1）高尿酸血症与痛风的健康管理
		1-3 慢性阻塞性肺疾病的健康管理	10	（1）慢性阻塞性肺疾病的健康管理
		1-4 恶性肿瘤的健康管理	10	（1）恶性肿瘤的健康管理
2．康复技术与健康管理	45	2-1 康复评估	5	（1）康复医学概述
				（2）社区康复
				（3）康复评估技术
				（4）制订康复计划
		2-2 康复技术	10	（1）运动疗法
				（2）物理因子疗法
				（3）作业疗法
		2-3 常见慢性非传染性疾病的康复指导	30	（1）脑卒中的健康管理与康复指导
				（2）阿尔茨海默病的健康管理与康复指导
				（3）颈椎病的健康管理与康复指导
				（4）肩关节周围炎的健康管理与康复指导
				（5）退行性骨关节病的健康管理与康复指导
3．培训、指导与科研	15	3-1 培训与指导	2	（1）健康管理师的培训与指导
		3-2 健康管理的科研	13	（1）健康管理的科研

2.3.7 一级/高级技师职业技能培训操作技能考核规范

考核范围	考核比重（%）	考核内容	考核比重（%）	考核形式	选考方式	考核时间（分钟）	重要程度
1.常见慢性非传染性疾病的健康管理	35	1-1 骨质疏松症的健康管理	10	笔试	必考	10	X
		1-2 高尿酸血症与痛风的健康管理	7	笔试	必考	10	X
		1-3 慢性阻塞性肺疾病的健康管理	8	笔试	必考	10	Y
		1-4 恶性肿瘤的健康管理	10	笔试	必考	10	X
2.康复技术与健康管理	45	2-1 康复评估技术	5	笔试	必考	10	Y
		2-2 康复指导技术	10	笔试	必考	10	X
		2-3 常见慢性非传染性疾病的健康管理与康复指导	30	笔试	必考	30	X
3.培训、指导与科研	20	3-1 培训与指导	5	笔试	必考	5	Y
		3-2 健康管理的科研	15	实践	必考	15	Y

附录

培训要求与课程规范对照表

附录

附录 1　职业基本素质培训要求与课程规范对照表

2.1.1　职业基本素质培训要求			2.2.1　职业基本素质培训课程规范			
职业基本素质模块（模块）	培训内容（课程）	培训细目	学习单元	课程内容	培训建议	课堂学时
1. 职业认知与职业道德	1-1　职业认知	（1）健康及健康管理的概念 （2）健康管理的历史、现状与未来 （3）健康管理的主要应用领域 （4）健康管理的基本步骤 （5）健康管理的服务流程 （6）精准医学与健康管理 （7）健康管理的基本策略 （8）健康管理师职业简介 （9）健康管理服务的礼仪礼节	（1）健康管理概述	1）健康及健康管理的概念 ①健康的概念 ②健康管理的概念 2）健康管理的历史、现状与未来 3）健康管理的主要应用领域 ①健康管理在医疗机构中的应用 ②健康管理在社区卫生服务中的应用 ③健康管理在健康保险中的应用 ④健康管理在企业中的应用 4）健康管理的基本步骤 ①健康监测 ②健康风险评估 ③健康干预和健康促进 5）健康管理的服务流程 ①健康体检 ②健康评估 ③个人健康咨询 ④个人健康管理后续服务 ⑤专项的健康及疾病管理服务 6）精准医学与健康管理	（1）方法：讲授法 （2）重点：健康管理的基本步骤、健康管理的服务流程 （3）难点：精准医学与健康管理	4
			（2）健康管理的基本策略	1）生活方式管理 ①生活方式管理的概念 ②生活方式管理的特点 ③促进行为改变技术 2）需求管理 ①需求管理的概念 ②影响健康服务消费需求的因素 ③需求预测的方法 ④需求管理的主要工具与实施策略	（1）方法：讲授法 （2）重点：生活方式管理 （3）难点：灾难性病伤管理、残疾管理	4

094

2.1.1　职业基本素质培训要求			2.2.1　职业基本素质培训课程规范			
职业基本素质模块（模块）	培训内容（课程）	培训细目	学习单元	课程内容	培训建议	课堂学时
1. 职业认知与职业道德	1-1　职业认知	（1）健康及健康管理的概念 （2）健康管理的历史、现状与未来 （3）健康管理的主要应用领域 （4）健康管理的基本步骤 （5）健康管理的服务流程 （6）精准医学与健康管理 （7）健康管理的基本策略 （8）健康管理师职业简介 （9）健康管理服务的礼仪礼节	（2）健康管理的基本策略	3）疾病管理 ①疾病管理的概念 ②疾病管理的特点 4）灾难性病伤管理 ①灾难性病伤管理的概念 ②灾难性病伤管理的特点 5）残疾管理 ①影响残疾时间的因素 ②残疾管理的目标 6）综合的群体健康管理	（1）方法：讲授法 （2）重点：生活方式管理 （3）难点：灾难性病伤管理、残疾管理	4
			（3）健康管理师职业简介	1）健康管理师职业介绍 ①职业定义 ②职业等级 ③职业技能 2）健康管理师职业功能 ①健康监测 ②健康风险评估和分析 ③危险因素干预 ④健康教育与健康指导 ⑤指导、培训与研究 3）健康管理职业发展前景	（1）方法：讲授法 （2）重点：健康管理师职业定义、健康管理师职业功能 （3）难点：健康管理师职业功能	1
			（4）健康管理服务的礼仪礼节	1）常用礼节 2）仪容仪表 3）行为举止	（1）方法：讲授法 （2）重点与难点：健康管理服务常用礼仪、礼节	2
	1-2　职业道德基本知识	（1）健康管理职业道德 （2）健康管理的伦理学	（1）健康管理职业道德与职业守则	1）道德与职业道德的概念 2）健康管理师职业道德基本规范	（1）方法：讲授法 （2）重点与难点：健康管理师职业道德	1
			（2）健康管理中的伦理学	1）健康管理伦理的概念 2）健康管理中相关的权利 3）健康管理中相关的义务 4）健康管理中的常见伦理问题	（1）方法：讲授法 （2）重点与难点：健康管理应用中的常见伦理问题	1

2.1.1 职业基本素质培训要求			2.2.1 职业基本素质培训课程规范			
职业基本素质模块（模块）	培训内容（课程）	培训细目	学习单元	课程内容	培训建议	课堂学时
2. 医学基础知识和临床相关知识	2-1 组织学与解剖学基础知识	(1) 组织学基础知识 (2) 解剖学基础知识	(1) 组织学与解剖学基础知识	1) 细胞学基础知识 2) 组织学基础知识 3) 解剖学基础知识	(1) 方法：讲授法 (2) 重点与难点：解剖学基础知识	4
	2-2 生理学基础知识	(1) 人体内环境及生理功能调节 (2) 食物的消化与吸收	(1) 人体内环境及生理功能调节	1) 人体内环境 2) 生理功能调节 ①神经调节 ②体液调节 ③自身调节	(1) 方法：讲授法 (2) 重点：人体内环境的概念，神经调节、体液调节和自身调节 (3) 难点：神经调节、体液调节和自身调节	1
			(2) 食物的消化与吸收	1) 食物的消化 2) 食物的吸收	(1) 方法：讲授法 (2) 重点：食物的消化 (3) 难点：食物的吸收	2
	2-3 医学免疫学与医学微生物学基础知识	(1) 免疫学的基本概念 (2) 免疫系统的组成、特性和功能 (3) 免疫应答 (4) 病原微生物的分类和致病性 (5) 肠道微生态与益生菌	(1) 医学免疫学基础	1) 免疫学的基本概念 ①免疫的概念 ②抗原的概念 ③抗体的概念 2) 免疫系统的组成、基本特性和功能 ①免疫系统组成 ②免疫系统的基本特性 ③免疫系统的功能 3) 免疫应答 ①非特异性免疫 ②特异性免疫	(1) 方法：讲授法 (2) 重点与难点：免疫系统的功能、免疫应答	2

2.1.1　职业基本素质培训要求			2.2.1　职业基本素质培训课程规范			
职业基本素质模块（模块）	培训内容（课程）	培训细目	学习单元	课程内容	培训建议	课堂学时
2. 医学基础知识和临床相关知识	2-3　医学免疫学与医学微生物学基础知识	（1）免疫学的基本概念 （2）免疫系统的组成、特性和功能 （3）免疫应答 （4）病原微生物的分类和致病性 （5）肠道微生态与益生菌	（2）医学微生物学基础	1）微生物与病原微生物的概念 2）病原微生物的分类和致病性 ①细菌的分类和致病性 ②真菌的分类和致病性 ③病毒的分类和致病性 ④其他微生物的致病性 3）肠道微生态与益生菌 ①肠道微生态的概念 ②肠道益生菌的分类与作用	（1）方法：讲授法 （2）重点与难点：病原微生物的分类和致病性	2
	2-4　临床诊断基础知识	（1）诊断学基础知识 （2）基因检测基础知识	（1）诊断学基础知识	1）问诊和病史采集 2）体格检查方法 ①视诊 ②触诊 ③叩诊 ④听诊 3）实验室检查及临床意义 ①血常规检查及临床意义 ②尿常规检查及临床意义 ③粪便常规检查及临床意义 ④肝功能检查及临床意义 ⑤肾功能检查及临床意义 ⑥血糖检查及临床意义 ⑦血脂检查及临床意义 ⑧常见肿瘤标志物检查及临床意义 ⑨乙肝病毒标志物检查及临床意义 4）医学影像学检查 ①X 线检查 ②CT 检查 ③超声波检查 ④核磁共振检查	（1）方法：讲授法 （2）重点与难点：实验室检查及临床意义	4

2.1.1　职业基本素质培训要求			2.2.1　职业基本素质培训课程规范			
职业基本素质模块（模块）	培训内容（课程）	培训细目	学习单元	课程内容	培训建议	课堂学时
2. 医学基础知识和临床相关知识	2-4　临床诊断基础知识	（1）诊断学基础知识 （2）基因检测基础知识	（1）诊断学基础知识	5）其他临床辅助检查 ①心电图检查 ②核医学检查 ③内镜检查		
			（2）基因检测基础知识	1）基因和遗传的概念	（1）方法：讲授法 （2）重点与难点：基因检测方法、基因检测在健康管理中的应用	1
				2）基因检测方法		
				3）基因检测在健康管理中的应用		
	2-5　临床主要治疗方法	（1）药物治疗 （2）非药物治疗	（1）药物治疗	1）药物在人体内的代谢 ①药物的吸收 ②药物的分布 ③药物的转化 ④药物的排泄	（1）方法：讲授法 （2）重点：药物不良反应与合理用药 （3）难点：药物在人体内的代谢	3
				2）药物不良反应 ①药物不良反应的概念 ②药物不良反应的类型 ③药物不良反应的防治		
				3）合理用药 ①合理用药的概念 ②合理用药的原则 ③特殊人群的合理用药		
			（2）非药物治疗	1）非药物治疗概述	（1）方法：讲授法 （2）重点：手术治疗、放射治疗 （3）难点：放射治疗	1
				2）非药物治疗方法 ①手术治疗 ②介入治疗 ③放射治疗 ④物理治疗		
	2-6　全科医学基础知识	（1）全科医学、全科医疗和全科医生的基本概念 （2）全科医生基本服务模式	（1）全科医学基础知识	1）全科医学、全科医疗和全科医生的基本概念	（1）方法：讲授法 （2）重点：全科医疗的基本特征、全科医疗的服务特点 （3）难点：健康管理在全科医疗中的应用	4
				2）全科医生工作模式		
				3）全科医疗的基本特征 ①以人为中心 ②以家庭为单位 ③以社区为基础 ④以预防为导向		

续表

2.1.1　职业基本素质培训要求			2.2.1　职业基本素质培训课程规范			
职业基本素质模块（模块）	培训内容（课程）	培训细目	学习单元	课程内容	培训建议	课堂学时
2.　医学基础知识和临床相关知识	2-6　全科医学基础知识	（3）全科医疗的基本特征 （4）全科医疗的服务特点 （5）健康管理在全科医疗中的应用	（1）全科医学基础知识	4）全科医疗的服务特点 ①连续性服务 ②综合性服务 ③可及性服务 ④协调性服务 ⑤团队合作的工作方式		
				5）健康管理在全科医疗中的应用		
	2-7　中医学及中医保健基础知识	（1）中医学基础知识 （2）中医养生学基础知识 （3）常用中药类保健食品	（1）中医学基础知识	1）中医学的基本特点 ①整体观念 ②辨证论治	（1）方法：讲授法 （2）重点：中医基本特点、阴阳五行学说、中医健康评估基础知识 （3）难点：中医体质辨识	6
				2）阴阳学说		
				3）五行学说		
				4）藏象学说		
				5）气血津液理论		
				6）经络学说		
				7）中医体质辨识		
			（2）中医养生学基础知识	1）中医养生的概念	（1）方法：讲授法 （2）重点：中医养生的应用原则 （3）难点：常见的中医养生保健方法	2
				2）中医养生的应用原则		
				3）常见的中医养生保健方法 ①精神养生法 ②起居养生法 ③药膳养生法 ④运动养生法 ⑤经络保健法 ⑥其他养生法		
			（3）常用中药类保健食品	1）中药类保健食品的概念与分类	（1）方法：讲授法 （2）重点：常用中药类保健食品举例 （3）难点：中药类保健食品的应用原则	4
				2）中药类保健食品的应用原则		
				3）常用中药类保健食品		

2.1.1 职业基本素质培训要求			2.2.1 职业基本素质培训课程规范			
职业基本素质模块（模块）	培训内容（课程）	培训细目	学习单元	课程内容	培训建议	课堂学时
3．预防医学及流行病学基础知识	3-1 预防医学基础知识	（1）疾病预防与控制策略 （2）基本卫生保健 （3）社区公共卫生	（1）疾病预防与控制策略	1）预防医学的概念及特点 2）我国卫生工作方针 3）分级预防策略 ①第一级预防 ②第二级预防 ③第三级预防 4）疾病监测 ①疾病监测的概念 ②疾病监测的任务 ③疾病监测的工作过程 ④疾病监测系统及其功能 ⑤临床预防服务	（1）方法：讲授法 （2）重点：分级预防策略 （3）难点：疾病监测	4
			（2）基本卫生保健基础知识	1）基本卫生保健的概念 2）基本卫生保健的原则 ①合理布局 ②社区参与 ③预防为主 ④适宜技术 ⑤综合利用 3）基本卫生保健的内容 4）基本卫生保健的特点 ①社会性 ②群众性 ③艰巨性 ④长期性 5）基本卫生保健的意义 ①充分享有健康权 ②促进社会经济发展 ③提高全民健康水平 ④提高精神文明水平	（1）方法：讲授法 （2）重点和难点：基本卫生保健的内容、基本卫生保健的特点、基本卫生保健的意义	4
			（3）社区公共卫生基础知识	1）社区的概念 2）社区公共卫生实施原则 ①以健康为中心 ②以人群为对象 ③以需求为导向 ④多部门合作 ⑤人人参与 3）国家基本公共卫生服务简介	（1）方法：讲授法 （2）重点：社区公共卫生及实施原则、国家基本公共卫生服务规范简介 （3）难点：国家基本公共卫生服务规范简介	4

2.1.1　职业基本素质培训要求			2.2.1　职业基本素质培训课程规范			
职业基本素质模块（模块）	培训内容（课程）	培训细目	学习单元	课程内容	培训建议	课堂学时
3. 预防医学及流行病学基础知识	3-2　流行病学基础知识	（1）流行病学的概念及常用指标 （2）疾病的分布 （3）常用的流行病学研究方法 （4）筛检基础知识	（1）流行病学基础知识	1）流行病学概述 ①流行病学的概念 ②流行病学常用指标及其意义	（1）方法：讲授法 （2）重点：常用的流行病学研究方法 （3）难点：筛检基础知识	8
				2）疾病的分布 ①疾病的流行强度 ②疾病的分布方式		
				3）常用的流行病学研究方法 ①现况调查 ②队列研究 ③病例对照研究 ④实验性研究 ⑤诊断试验的评价研究		
				4）筛检 ①筛检的概念及应用 ②筛检的类型和提高筛检效率的方法 ③筛检的应用原则		
	3-3　生物统计学基础知识	（1）生物统计学的基本概念 （2）统计描述 （3）统计推断 （4）健康调查研究中相关的统计学方法	（1）生物统计学基础知识	1）生物统计学的基本概念 ①观察单位和变量 ②同质与变异 ③总体与样本 ④参数与统计量 ⑤误差 ⑥概率与频率	（1）方法：讲授法 （2）重点：统计描述、统计推断、健康调查研究中相关的统计学方法 （3）难点：统计推断和健康调查研究中相关的统计学方法	7
				2）统计描述 ①计量资料的统计描述 ②计数资料的统计描述		
				3）统计推断 ①假设检验的基本原理 ②假设检验的基本步骤 ③假设检验的注意事项		
				4）健康调查研究中相关的统计学方法 ①u检验 ②t检验 ③x^2检验		

2.1.1 职业基本素质培训要求			2.2.1 职业基本素质培训课程规范			
职业基本素质模块（模块）	培训内容（课程）	培训细目	学习单元	课程内容	培训建议	课堂学时
3．预防医学及流行病学基础知识	3-4 循证医学基础知识	(1) 循证医学概述 (2) 健康管理中的循证实践	(1) 循证医学基础知识	1) 循证医学概述 ①循证医学 ②循证保健 ③循证实践 2) 健康管理中的循证实践 ①提出问题 ②检索相关文献，全面搜集证据 ③严格评价，找出最佳证据 ④应用最佳证据，指导决策 ⑤评价实践后的效果和效率	(1) 方法：讲授法 (2) 重点与难点：健康管理中的循证实践	1
4．营养学及保健食品基础知识	4-1 营养学基础知识	(1) 营养学概述 (2) 能量及营养素基础知识	(1) 营养学基础知识	1) 营养学概述 ①营养的概念 ②营养素的概念 ③营养成分的概念 2) 膳食营养素参考摄入量及应用 ①平均需要量 ②能量需要量 ③推荐摄入量 ④适宜摄入量 ⑤可耐受最高摄入量 ⑥宏量营养素可接受范围 ⑦预防非传染性慢性病的建议摄入量 ⑧特定建议值	(1) 方法：讲授法 (2) 重点：营养素、营养成分的概念，膳食营养素参考摄入量 (3) 难点：膳食营养素参考摄入量及应用	3
			(2) 能量和营养素	1) 能量 ①能量单位及能量来源 ②能量消耗 ③能量需要量与食物来源 2) 营养素 ①蛋白质 ②脂类 ③碳水化合物 ④矿物质 ⑤维生素	(1) 方法：讲授法 (2) 重点：能量、蛋白质、脂类、碳水化合物、矿物质、维生素的生理功能、食物来源 (3) 难点：能量、蛋白质、脂类、碳水化合物、矿物质、维生素的生理功能	4

2.1.1　职业基本素质培训要求			2.2.1　职业基本素质培训课程规范			
职业基本素质模块（模块）	培训内容（课程）	培训细目	学习单元	课程内容	培训建议	课堂学时
4. 营养学及保健食品基础知识	4-2　各类食物的营养价值	（1）谷类的营养价值 （2）豆类的营养价值 （3）蔬菜及水果类的营养价值 （4）鱼、禽、畜肉类的营养价值 （5）乳类的营养价值 （6）蛋类的营养价值 （7）食用油的营养价值	（1）各类食物的营养价值	1）谷类 ①谷粒的结构与营养素分布 ②谷类的营养特点 ③谷类的合理利用 2）豆类 ①大豆的营养特点 ②大豆的抗营养因素 ③其他豆类的营养特点 ④豆制品的营养特点 ⑤豆类及豆制品的合理利用 3）蔬菜及水果类 ①蔬菜及水果类的营养特点 ②蔬菜及水果类的合理利用 4）鱼、禽、畜肉类 ①鱼肉类的营养特点 ②禽肉类和畜肉类的营养特点 ③鱼、禽、畜肉类的合理利用 5）乳类 ①牛乳的营养特点 ②乳类的合理利用 6）蛋类 ①蛋类的营养特点 ②蛋类的合理利用 7）食用油 ①食用油的分类 ②食用油的营养特点	（1）方法：讲授法 （2）重点与难点：各类食物营养特点及合理利用	7
	4-3　营养强化食品与保健食品基础知识	（1）营养强化食品基本知识 （2）常见保健食品的功能和适宜人群 （3）特殊医学用途的配方食品的作用和适宜人群	（1）营养强化食品基础知识	1）营养强化食品的概念 2）营养强化的意义 3）对食品营养强化的基本要求 4）食品营养强化的分类 5）食品营养强化的载体 6）营养强化剂	（1）方法：讲授法 （2）重点：营养强化的意义 （3）难点：食品营养强化的载体、营养强化剂	1

附录

续表

2.1.1 职业基本素质培训要求			2.2.1 职业基本素质培训课程规范			
职业基本素质模块（模块）	培训内容（课程）	培训细目	学习单元	课程内容	培训建议	课堂学时
4. 营养学及保健食品基础知识	4-3 营养强化食品与保健食品基础知识	(1) 营养强化食品基本知识 (2) 常见保健食品的功能和适宜人群 (3) 特殊医学用途的配方食品的作用和适宜人群	(2) 保健食品基础知识	1) 保健食品的概念 2) 保健食品的特点 3) 药物、普通食品、营养强化食品与保健食品的区别 4) 保健食品的常用功效成分 5) 保健食品主要功能及适宜人群	(1) 方法：讲授法 (2) 重点：常见保健食品的功能和适宜人群 (3) 难点：保健食品的常用功效成分	1
			(3) 特殊医学用途的配方食品	1) 特殊医学用途配方食品的概念 2) 特殊医学用途配方食品的作用和适宜人群 3) 特殊医学用途的配方食品的分类 4) 常见特定全营养配方食品	(1) 方法：讲授法 (2) 重点与难点：特殊医学用途配方食品的作用和适宜人群	1
5. 食品卫生与安全基础知识	5-1 食品卫生与安全基础知识	(1) 食品卫生与安全概述 (2) 食品污染的分类及预防 (3) 食物中毒的分类及预防	(1) 食品卫生与安全概述	1) 食品卫生与安全的概念 2) 食品卫生与安全的现状	(1) 方法：讲授法 (2) 重点与难点：食品卫生与安全的概念	1
			(2) 食品污染及预防	1) 生物性污染及预防 ①细菌性污染及预防 ②真菌性污染及预防 ③病毒、寄生虫等其他生物性污染及预防 2) 化学性污染及预防 ①农药污染及预防 ②有毒金属污染及预防 ③N-亚硝基化合物污染及预防 ④多环芳烃类化合物污染及预防 ⑤杂环胺类化合物污染及预防 ⑥食品添加剂污染及预防 3) 物理性污染及预防 ①杂物污染及预防 ②放射性污染及预防	(1) 方法：讲授法 (2) 重点：生物性污染及预防、化学性污染及预防 (3) 难点：化学性污染及预防	4

2.1.1　职业基本素质培训要求			2.2.1　职业基本素质培训课程规范			
职业基本素质模块（模块）	培训内容（课程）	培训细目	学习单元	课程内容	培训建议	课堂学时
5．食品卫生与安全基础知识	5-1　食品卫生与安全基础知识	（1）食品卫生与安全概述 （2）食品污染的分类及预防 （3）食物中毒的分类及预防	（3）食物中毒及预防	1）食物中毒的概念及特点 2）食物中毒及预防 ①细菌性食物中毒及预防 ②真菌性食物中毒及预防 ③有毒动植物性食物中毒及预防 ④化学性食物中毒及预防 3）食物中毒的调查和处理 ①食物中毒的调查目的和内容 ②食物中毒的处理原则	（1）方法：讲授法 （2）重点与难点：食物中毒及预防	4
6．健康保险基础知识	6-1　健康保险基础知识	（1）健康保险的概念及分类 （2）社会医疗保险基础知识 （3）商业健康保险基础知识 （4）健康保险与健康管理	（1）健康保险概述	1）健康保险的分类 ①健康保险的概念 ②健康保险的分类 2）社会医疗保险 ①社会医疗保险的概念 ②社会医疗保险的类型 3）商业健康保险 ①商业健康保险的概念 ②商业健康保险的类型	（1）方法：讲授法 （2）重点与难点：社会医疗保险的类型和商业健康保险的类型	4
			（2）健康保险与健康管理	1）健康保险对健康管理的需求 ①健康保险对健康管理的服务需求 ②健康保险对健康管理的风险管理需求 2）健康保险对健康管理的促进作用 ①促进和整合健康管理的资源配置 ②拓展健康管理的市场渠道 ③监督评价健康管理业的成熟发展 ④强化健康管理的社会认同感 3）健康管理在健康保险行业中的应用 ①健康指导 ②诊疗干预	（1）方法：讲授法 （2）重点：健康保险对健康管理的促进作用 （3）难点：健康保险行业中健康管理的应用，保险公司与健康管理公司共同合作服务模式	6

续表

2.1.1 职业基本素质培训要求			2.2.1 职业基本素质培训课程规范			
职业基本素质模块（模块）	培训内容（课程）	培训细目	学习单元	课程内容	培训建议	课堂学时
6. 健康保险基础知识	6-1 健康保险基础知识	(1) 健康保险的概念及分类 (2) 社会医疗保险基础知识 (3) 商业健康保险基础知识 (4) 健康保险与健康管理	(2) 健康保险与健康管理	4) 健康管理在健康保险中的运作模式 ①保险公司将健康管理服务外包 ②保险公司自建健康管理中心 ③保险公司与健康管理公司共同合作服务模式		
				5) 健康保险管理式医疗的应用 ①管理式医疗的概念 ②美国管理式医疗保险的现状 ③中国管理式医疗保险的探索		
7. 健康管理服务营销基础知识	7-1 健康管理服务营销基础知识	(1) 健康管理服务营销概述 (2) 健康管理服务的消费分析 (3) 健康管理服务营销方法	(1) 健康管理服务营销概述	1) 健康管理服务基础知识 ①健康管理服务的概念 ②健康管理服务的特性 ③健康管理服务的原则	(1) 方法：讲授法 (2) 重点：健康管理服务的特性、市场营销的基本原理、服务营销的基本原理 (3) 难点：健康管理服务产品与项目	3
				2) 服务营销基础知识 ①市场营销的概念与基本原理 ②服务营销的概念与基本原理		
				3) 健康管理服务行业与业态 ①健康管理服务行业 ②健康管理服务业态		
				4) 健康管理服务产品与项目 ①健康管理服务产品 ②健康管理服务项目		
			(2) 健康管理服务的消费分析	1) 健康管理服务消费需求分析	(1) 方法：讲授法 (2) 重点：健康管理服务消费需求分析、健康管理服务消费行为分析 (3) 难点：健康管理服务消费心理分析	2
				2) 健康管理服务消费行为分析		
				3) 健康管理服务消费心理分析		

2.1.1 职业基本素质培训要求			2.2.1 职业基本素质培训课程规范			
职业基本素质模块（模块）	培训内容（课程）	培训细目	学习单元	课程内容	培训建议	课堂学时
7.健康管理服务营销基础知识	7-1 健康管理服务营销基础知识	(1)健康管理服务营销概述 (2)健康管理服务的消费分析 (3)健康管理服务营销方法	(3)健康管理服务营销方法	1)健康管理服务项目的营销策划	(1)方法：讲授法 (2)重点：健康管理服务项目的营销策划、健康管理服务项目的营销策略 (3)难点：健康管理服务产品与项目	3
				2)健康管理服务项目的营销策略		
				3)健康管理服务产品营销与客户管理		
8.相关法律、法规知识	8-1 相关法律、法规知识	(1)《中华人民共和国劳动法》相关知识 (2)《中华人民共和国劳动合同法》相关知识 (3)《中华人民共和国执业医师法》相关知识 (4)《中华人民共和国食品安全法》相关知识	(1)《中华人民共和国劳动法》相关知识	1)劳动者的权利和义务	(1)方法：讲授法、案例教学法 (2)重点：劳动者的权利和义务、劳动合同 (3)难点：社会保险和福利	1
				2)劳动合同		
				3)工作时间和休息休假		
				4)工资		
				5)社会保险和福利		
			(2)《中华人民共和国劳动合同法》相关知识	1)劳动合同的签订	(1)方法：讲授法、案例教学法 (2)重点：试用期、违约金 (3)难点：劳动合同的签订	1
				2)保证金和押金		
				3)试用期		
				4)违约金		
			(3)《中华人民共和国执业医师法》相关知识	1)医师的考试和注册	(1)方法：讲授法、案例教学法 (2)重点与难点：医师的执业规则	1
				2)医师的执业规则		
			(4)《中华人民共和国食品安全法》相关知识	1)食品安全风险评估	(1)方法：讲授法、案例教学法 (2)重点：食品安全标准、食品安全风险评估 (3)难点：特殊医学用途配方食品的管理	1
				2)食品安全标准		
				3)食品安全事故处置		
				4)特殊医学用途配方食品的管理		
				5)婴幼儿配方食品的质量控制		
			(5)《中华人民共和国传染病防治法》相关知识	1)传染病分类与管理	(1)方法：讲授法、案例教学法 (2)重点：传染病分类与管理、传染病的预防 (3)难点：建立传染病疫情报告制度和监测	1
				2)传染病的健康教育		
				3)传染病的预防		
				4)禁止非法采血，预防艾滋病		
				5)建立传染病疫情报告制度和监测		

2.1.1 职业基本素质培训要求			2.2.1 职业基本素质培训课程规范			
职业基本素质模块（模块）	培训内容（课程）	培训细目	学习单元	课程内容	培训建议	课堂学时
8. 相关法律、法规知识	8-1 相关法律、法规知识	（5）《中华人民共和国传染病防治法》相关知识 （6）《中华人民共和国中医药法》相关知识	（6）《中华人民共和国中医药法》相关知识	1）中医药技术方法 2）中医医术确有专长人员医师资格考核办法 3）中药材质量检测 4）发展中医养生保健服务	（1）方法：讲授法、案例教学法 （2）重点：中医药技术方法 （3）难点：发展中医养生保健服务	1
课堂学时合计						128

附录2 三级/高级职业技能培训要求与课程规范对照表

2.1.2 三级/高级职业技能培训要求				2.2.2 三级/高级职业技能培训课程规范			
职业功能模块（模块）	培训内容（课程）	技能目标	培训细目	学习单元	课程内容	培训建议	课堂学时
1. 健康监测	1-1 信息收集	1-1-1 能收集健康信息	（1）掌握健康信息的收集方法	（1）健康信息收集	1）信息和数据的基本概念 ①信息的概念 ②数据的概念与分类 2）信息的主要特征 ①可识别性 ②可存储性 ③可传递性和可共享性 ④可加工性 ⑤依附性和可转换性 ⑥时效性和时滞性 3）信息的类型 4）健康信息的来源 ①健康服务过程记录 ②健康体检记录 ③专题调查记录 5）健康信息的收集方法 ①阅读法 ②观察法 ③访谈法 ④讨论法 ⑤问卷调查法	（1）方法：讲授法、演示法 （2）重点：健康信息的来源、健康信息的收集方法、健康信息的收集流程 （3）难点：健康信息的收集方法	4

2.1.2　三级/高级职业技能培训要求				2.2.2　三级/高级职业技能培训课程规范			
职业功能模块（模块）	培训内容（课程）	技能目标	培训细目	学习单元	课程内容	培训建议	课堂学时
1. 健康监测	1-1 信息收集	1-1-2 能填写健康调查表	(1) 选用健康调查表 (2) 填写健康调查表	(1) 健康信息收集	6) 健康信息的收集流程 ①健康调查表的选用 ②健康信息的收集		
		1-1-3 能进行体格测量与评价，并指导干预对象正确使用测量工具	(1) 身高、体重的测量与评价 (2) 腰围、臀围的测量与评价 (3) 指导干预对象正确使用测量工具	(2) 身高、体重的测量与评价	1) 身高测量方法与注意事项 2) 体重测量方法与注意事项 3) 身高、体重的评价标准	(1) 方法：讲授法、演示法、实训法 (2) 重点：身高、体重的测量方法与评价标准 (3) 难点：身高、体重的测量方法	2
				(3) 腰围、臀围的测量与评价	1) 腰围测量方法与注意事项 2) 臀围测量方法与注意事项 3) 腰围、腰臀比的评价标准	(1) 方法：讲授法、演示法、实训法 (2) 重点：腰、臀围比的评价 (3) 难点：腰围、臀围的测量方法	2
		1-1-4 能进行血压测量与评估，并指导干预对象正确使用血压计	(1) 诊室血压的测量与评估 (2) 家庭自测血压的测量与评估 (3) 动态血压的监测与评估 (4) 指导干预对象正确使用血压计	(4) 血压的测量与评估	1) 诊室血压的测量与评估 ①测量方法 ②注意事项 ③评估标准与临床意义 2) 家庭自测血压的测量与评估 ①测量方法 ②注意事项 ③评估标准与临床意义 3) 动态血压监测与评估 ①监测方案 ②注意事项 ③评估标准与临床意义	(1) 方法：讲授法、演示法、实训法 (2) 重点：诊室血压的测量与评估、家庭自测血压的测量与评估 (3) 难点：动态血压监测与评估	2
		1-1-5 能进行体温、脉搏、心率、呼吸的测量与评估，并指导干预对象正确使用体温计	(1) 体温的测量与评估 (2) 脉搏、心率的测量与评估	(5) 体温、脉搏、心率、呼吸的测量与评估	1) 体温的测量与评估 ①体温计种类 ②测量方法 ③注意事项 ④评估标准与临床意义	(1) 方法：讲授法、演示法、实训法 (2) 重点：体温、脉搏测量与评估 (3) 难点：脉搏、呼吸的测量与评估	1

附录

2.1.2 三级/高级职业技能培训要求				2.2.2 三级/高级职业技能培训课程规范			
职业功能模块（模块）	培训内容（课程）	技能目标	培训细目	学习单元	课程内容	培训建议	课堂学时
1. 健康监测	1-1 信息收集	1-1-5 能进行体温、脉搏、心率、呼吸的测量与评估，并指导干预对象正确使用体温计	（3）呼吸的测量与评估 （4）指导干预对象正确使用体温计，正确测量脉搏、心率、呼吸	（5）体温、脉搏、心率、呼吸的测量与评估	2）脉搏、心率的测量与评估 ①测量方法 ②注意事项 ③评估标准与临床意义 3）呼吸的测量与评估 ①测量方法 ②注意事项 ③评估标准与临床意义		
		1-1-6 能进行毛细血管血糖的检测与评估，并指导干预对象正确使用血糖仪	（1）毛细血管血糖检测与评估 （2）指导干预对象正确使用血糖仪	（6）毛细血管血糖的检测与评估	1）毛细血管血糖的检测 ①检测方法 ②注意事项 2）评估标准和临床意义	（1）方法：讲授法、演示法、实训法 （2）重点与难点：毛细血管血糖的评估	1
	1-2 信息管理	1-2-1 能进行健康信息的录入、清理	（1）录入健康信息 （2）识别不正确的健康信息 （3）使用常用数据管理软件进行数据清理	（1）健康信息录入、清理和传递	1）健康信息的录入 ①录入员培训 ②数据录入 2）健康信息的清理 ①双录入法 ②直接审阅数据库文件 ③计算机逻辑设计与查错	（1）方法：讲授法、实训法 （2）重点：健康信息的清理、更新与整理；健康信息的传递和接受 （3）难点：健康信息的传递和接受	2
		1-2-2 能进行健康信息的更新与整理	（1）更新健康信息 （2）整理健康信息		3）健康信息的更新与整理 ①健康信息的准备 ②健康信息的更新 ③健康信息的整理		
		1-2-3 能传递和接受健康信息	（1）传递健康信息 （2）接受健康信息		4）健康信息的传递和接受 ①向客户传递健康信息 ②健康信息的接受及向上级传递		

	2.1.2　三级/高级职业技能培训要求			2.2.2　三级/高级职业技能培训课程规范			
职业功能模块（模块）	培训内容（课程）	技能目标	培训细目	学习单元	课程内容	培训建议	课堂学时
1. 健康监测	1-2　信息管理	1-2-4　能保存健康信息并保障健康信息的安全	(1) 保存健康信息 (2) 保障健康信息安全	(2) 健康信息的保存与安全	1) 健康信息的保存 ①数据库文件的保存 ②健康调查问卷的保存 2) 健康信息的安全 ①健康信息安全的概念 ②健康信息安全内容 ③健康信息安全策略	(1) 方法：讲授法 (2) 重点：健康信息的保存与安全 (3) 难点：健康信息的安全	2
2. 健康风险评估和分析	2-1　健康风险评估	2-1-1　能识别、采集相关健康危险因素	(1) 识别健康危险因素 (2) 采集健康危险因素	(1) 健康危险因素概述	1) 风险与健康风险的概念 2) 健康危险因素 ①健康危险因素的概念 ②健康危险因素的分类及特点	(1) 方法：讲授法 (2) 重点与难点：健康危险因素的分类及特点	4
				(2) 健康危险因素采集	1) 问卷调查 2) 健康体检和预防性筛查	(1) 方法：讲授法 (2) 重点与难点：评估问卷、健康体检、预防性筛查	1
		2-1-2　能掌握健康风险评估方法	(1) 掌握健康风险评估的要素 (2) 掌握健康风险评估的步骤	(3) 健康风险评估方法	1) 健康风险评估的概念 2) 健康风险评估的目的 3) 健康风险评估的步骤 ①问卷调查 ②危险度计算 ③评估报告	(1) 方法：讲授法 (2) 重点与难点：健康风险评估的步骤	4
		2-1-3　能进行健康风险评估	(1) 健康状况评估 (2) 未来患病和死亡风险评估 (3) 量化评估	(4) 健康风险评估内容	1) 健康状况评估 2) 未来患病和死亡风险评估 3) 量化评估 ①患病危险性 ②健康年龄 ③健康分值 ④健康风险分级	(1) 方法：讲授法 (2) 重点与难点：未来患病和死亡风险评估 (3) 难点：量化评估	4

续表

2.1.2　三级/高级职业技能培训要求				2.2.2　三级/高级职业技能培训课程规范			
职业功能模块（模块）	培训内容（课程）	技能目标	培训细目	学习单元	课程内容	培训建议	课堂学时
2. 健康风险评估和分析	2-2 健康风险分析	2-2-1 能解读健康风险评估的结果	（1）识别健康风险大小 （2）解读健康风险评估报告	（1）健康风险分析	1）健康风险评估报告内容及解读 ①个人健康信息汇总报告 ②疾病风险评估报告 ③健康指导与健康促进 2）健康风险评估的主要作用 ①帮助个体综合认识健康危险因素 ②鼓励和帮助人们修正不健康行为 ③制订个体化的健康风险干预措施 ④评价健康管理效果 ⑤健康管理人群分类 ⑥在健康保险中的应用	（1）方法：讲授法 （2）重点与难点：健康风险评估报告内容及解读	4
3. 健康指导与健康风险干预	3-1 健康教育	3-1-1 能进行健康相关行为矫正	（1）掌握健康相关行为的改变模式 （2）群体健康相关行为的矫正 （3）个体健康相关行为的矫正	（1）健康相关行为	1）健康教育与健康促进概述 ①健康教育 ②健康促进 2）行为的概述 ①行为的概念 ②行为的分类 ③行为的影响因素及发展过程 3）健康相关行为的分类 ①促进健康行为 ②危害健康行为 4）健康相关行为的改变模式 ①知信行理论模式 ②健康信念模式 ③行为改变阶段模式 5）健康相关行为的矫正 ①行为矫正的概念 ②群体行为矫正的方法 ③个体行为矫正的方法	（1）方法：讲授法 （2）重点：健康相关行为的改变模式、健康相关行为的矫正 （3）难点：健康相关行为的矫正	5

2.1.2　三级/高级职业技能培训要求				2.2.2　三级/高级职业技能培训课程规范			
职业功能模块（模块）	培训内容（课程）	技能目标	培训细目	学习单元	课程内容	培训建议	课堂学时
3. 健康指导与健康风险干预	3-1 健康教育	3-1-2 能进行个体和群体健康传播	（1）掌握人际传播技巧（2）掌握大众传播技巧（3）根据受众对象选择传播方式	（2）健康传播	1）健康传播概述①传播与健康传播的概念②传播的特点和分类③传播的模式④传播的社会功能⑤常用传播媒介⑥传播材料的制作	（1）方法：讲授法、演示法、实训法（2）重点：传播的模式、人际传播、大众传播、健康传播效果及影响因素（3）难点：健康传播效果及影响因素	6
					2）人际传播①人际传播的概念②人际传播的特点③人际传播的形式④人际传播的技巧		
		3-1-3 能提高健康传播效果	（1）减少影响健康传播的不利因素（2）提高健康传播的效果		3）大众传播①大众传播的概念②大众传播的一般特点③新媒体时代的大众传播特点④大众传播媒介的选择原则⑤大众传播实施的常用技巧		
					4）健康传播效果及影响因素①健康传播效果的层次②健康传播效果的影响因素		
		3-1-4 能组织实施健康教育计划	（1）健康教育计划的组织实施	（3）健康教育计划的组织实施	1）制订实施计划表2）建立实施组织3）实施质量控制4）培训执行人员5）配备材料和设备6）健康教育计划的实施	（1）方法：讲授法（2）重点与难点：制订实施计划表；健康教育计划的实施	4

职业功能模块（模块）	培训内容（课程）	技能目标	培训细目	学习单元	课程内容	培训建议	课堂学时
2.1.2　三级/高级职业技能培训要求				2.2.2　三级/高级职业技能培训课程规范			
3.健康指导与健康风险干预	3-2　健康风险干预	3-2-1　能组织实施健康风险干预计划	（1）健康风险干预计划的组织实施	（1）健康风险干预计划的组织实施	1）健康风险干预的概念 2）健康风险干预计划的组织实施 ①制订实施计划表 ②建立实施组织 ③实施质量控制 ④培训执行人员 ⑤配备材料与设备 ⑥健康风险干预计划的实施	（1）方法：讲授法 （2）重点与难点：健康风险干预计划的实施	4
	3-3　营养指导与干预	3-3-1　能进行营养调查与评价	（1）选择膳食调查方法 （2）评价膳食调查结果	（1）营养调查与评价	1）营养调查与评价的目的 2）营养调查与评价的内容 3）膳食调查方法 ①称重法 ②记账法 ③24小时回顾法 ④食物频率法 4）膳食调查结果评价 ①膳食营养结构的评价 ②食物量的评价 ③能量和营养素摄入量的评价 ④能量来源的评价 ⑤三餐能量摄入分布的评价 ⑥蛋白质数量、质量的评价	（1）方法：讲授法、演示法、实训法 （2）重点：膳食调查方法、膳食调查结果评价 （3）难点：膳食调查结果评价	12

2.1.2　三级/高级职业技能培训要求				2.2.2　三级/高级职业技能培训课程规范			
职业功能模块（模块）	培训内容（课程）	技能目标	培训细目	学习单元	课程内容	培训建议	课堂学时
3. 健康指导与健康风险干预	3-3 营养指导与干预	3-3-2 能指导居民正确应用中国居民膳食指南	（1）指导居民正确应用中国居民膳食指南	（2）中国居民膳食指南	1）饮食行为 2）饮食结构 3）一般人群膳食指南 　①食物多样，谷类为主 　②吃动平衡，健康体重 　③多吃蔬菜、奶类、大豆 　④适量吃鱼、禽、蛋、瘦肉 　⑤少盐少油，控糖限酒 　⑥杜绝浪费，兴新食尚 4）特定人群膳食指南 　①备孕妇女膳食指南 　②孕期妇女膳食指南 　③哺乳期妇女膳食指南 　④6月龄内婴儿母乳喂养指南 　⑤7~24月龄婴幼儿喂养指南 　⑥学龄前儿童膳食指南 　⑦学龄儿童膳食指南 　⑧老年人膳食指南 　⑨素食人群膳食指南 5）平衡膳食模式及实践 　①中国居民平衡膳食模式 　②平衡膳食模式的应用	（1）方法：讲授法 （2）重点：一般人群膳食指南、特定人群膳食指南、平衡膳食模式及实践 （3）难点：特定人群膳食指南	12

2.1.2 三级/高级职业技能培训要求				2.2.2 三级/高级职业技能培训课程规范			
职业功能模块（模块）	培训内容（课程）	技能目标	培训细目	学习单元	课程内容	培训建议	课堂学时
3．健康指导与健康风险干预	3-4 身体活动指导与干预	3-4-1 能进行身体活动评价	（1）掌握身体活动的测量指标及方法（2）身体活动的评价（3）体适能的评价	（1）身体活动基础知识	1）身体活动的相关概念①身体活动、运动和生活活动②体适能	（1）方法：讲授法（2）重点：身体活动的能量代谢、身体活动的分类（3）难点：身体活动的能量代谢	2
					2）身体活动的能量代谢①肌肉收缩的直接能源②肌肉活动能量供应的3个系统③身体活动的能量消耗		
					3）身体活动的分类①按日常活动分类②按能量代谢分类③按生理功能和运动方式分类		
				（2）身体活动的测量	1）身体活动的测量指标①体质测量指标②运动强度的测量指标③肌肉力量和耐力的测量指标④身体活动量和运动量的测量指标	（1）方法：讲授法、演示法（2）重点：身体活动的测量方法、体适能评价方法（3）难点：体适能评价方法	2
					2）身体活动的测量方法①客观测量法②主观测量法		
					3）体适能的评价方法①心肺耐力的评价②肌肉力量的评价③柔韧性素质的评价		

2.1.2　三级/高级职业技能培训要求				2.2.2　三级/高级职业技能培训课程规范			
职业功能模块（模块）	培训内容（课程）	技能目标	培训细目	学习单元	课程内容	培训建议	课堂学时
3.健康指导与健康风险干预	3-4　身体活动指导与干预	3-4-2　能进行身体活动指导与干预	(1) 运动处方的制订 (2) 运动处方的实施与评估 (3) 指导不同人群进行身体活动	(3) 身体活动干预	1) 身体活动干预的概念及方法 ①身体活动干预的概念 ②身体活动干预的方法 2) 运动处方概述 ①运动处方的概念 ②运动处方的分类 ③运动处方的作用 3) 运动处方的制订 ①制订运动处方的基本原则 ②运动处方的基本内容 ③运动处方制订的程序 4) 运动处方的实施与评估 ①运动锻炼的安排 ②运动强度和量的监控 ③运动进度 ④运动中的医疗监督	(1) 方法：讲授法、演示法 (2) 重点与难点：运动处方的制订与实施	4
				(4) 不同人群身体活动指导	1) 5~17岁年龄组身体活动指导 2) 18~64岁年龄组身体活动指导 3) 65岁及以上年龄组身体活动指导	(1) 方法：讲授法、演示法 (2) 重点与难点：不同人群的身体活动指导	2
	3-5　跟踪随访	3-5-1　能对健康管理对象进行跟踪随访	(1) 选择跟踪随访方式 (2) 掌握沟通技巧	(1) 跟踪随访	1) 跟踪随访的内容 ①干预计划的落实情况 ②药物使用情况 ③干预效果的评估 2) 跟踪随访的频度和方式 ①随访频度 ②随访方式 3) 跟踪随访的记录模式 ①慢病随访记录表 ②SOAP模式	(1) 方法：讲授法、演示法、实训法 (2) 重点：沟通技巧 (3) 难点：跟踪随访的方式	2

2.1.2 三级 / 高级职业技能培训要求				2.2.2 三级 / 高级职业技能培训课程规范			
职业功能模块（模块）	培训内容（课程）	技能目标	培训细目	学习单元	课程内容	培训建议	课堂学时
3. 健康指导与健康风险干预	3-5 跟踪随访	3-5-1 能对健康管理对象进行跟踪随访	（1）选择跟踪随访方式（2）掌握沟通技巧	（1）跟踪随访	4）沟通技巧 ①说话技巧 ②倾听技巧 ③提问技巧 ④观察技巧 ⑤反馈技巧		
4. 不同人群的健康管理	4-1 新生儿、婴幼儿与儿童的健康管理	4-1-1 能对新生儿进行健康管理	（1）对新生儿进行健康监测（2）对新生儿进行健康风险评估（3）对新生儿进行健康指导与干预（4）跟踪随访	（1）新生儿的健康管理	1）新生儿的生理特点 2）健康监测 3）健康风险评估 4）健康指导与干预 ①出生时保健 ②新生儿期居家保健 5）跟踪随访	（1）方法：讲授法、演示法（2）重点与难点：健康监测与健康风险评估、健康指导与干预	3
		4-1-2 能对婴幼儿进行健康管理	（1）对婴幼儿进行健康监测（2）对婴幼儿进行健康风险评估（3）对婴幼儿进行健康指导与干预（4）跟踪随访	（2）婴幼儿的健康管理	1）婴幼儿的生理特点 2）健康监测 3）健康风险评估 ①体格生长发育评估 ②心理行为发育评估 4）健康指导与干预 ①定期健康检查，监测体格生长和心理行为发育 ②均衡营养和合理喂养 ③国家免疫规划疫苗接种程序和国家免疫规划外疫苗的预防接种 ④早期综合发展促进指导 ⑤生活技能培训 ⑥疾病预防 ⑦伤害预防 5）跟踪随访	（1）方法：讲授法、演示法（2）重点与难点：婴幼儿的生理特点、健康监测与健康风险评估、健康指导与干预	3

续表

2.1.2 三级/高级职业技能培训要求				2.2.2 三级/高级职业技能培训课程规范			
职业功能模块（模块）	培训内容（课程）	技能目标	培训细目	学习单元	课程内容	培训建议	课堂学时
4. 不同人群的健康管理	4-1 新生儿、婴幼儿与儿童的健康管理	4-1-3 能对学龄前儿童进行健康管理	（1）对学龄前儿童进行健康监测 （2）对学龄前儿童进行健康风险评估 （3）对学龄前儿童进行健康指导与干预 （4）跟踪随访	（3）学龄前儿童的健康管理	1）学龄前儿童的生理特点 2）健康监测 3）健康风险评估 ①体格生长发育评估 ②心理行为发育评估 4）健康指导与干预 ①定期健康体检、体格生长发育和心理行为发育指导 ②均衡营养和合理膳食 ③早期综合发展促进指导 ④视力、口腔和听力保健 ⑤疾病防治 ⑥预防意外伤害 5）跟踪随访	（1）方法：讲授法、案例教学法 （2）重点与难点：健康监测与健康风险评估、健康指导与干预	2
		4-1-4 能对学龄儿童进行健康管理	（1）对学龄儿童进行健康监测 （2）对学龄儿童进行健康风险评估 （3）对学龄儿童进行健康指导与干预 （4）跟踪随访	（4）学龄儿童的健康管理	1）学龄儿童的生理特点 2）健康监测 3）健康风险评估 ①体格生长发育评估 ②心理行为发育评估 4）健康指导与干预 ①定期健康体检 ②开展体育锻炼 ③均衡营养和合理膳食 ④眼、口腔保健 ⑤疾病预防 ⑥预防意外伤害 5）跟踪随访	（1）方法：讲授法、案例教学法 （2）重点与难点：健康监测与健康风险评估、健康指导与干预	2

2.1.2　三级／高级职业技能培训要求				2.2.2　三级／高级职业技能培训课程规范			
职业功能模块（模块）	培训内容（课程）	技能目标	培训细目	学习单元	课程内容	培训建议	课堂学时
4.不同人群的健康管理	4-2　备孕及孕产妇的健康管理	4-2-1　能对备孕妇女进行健康管理	（1）健康监测与健康风险评估（2）对备孕妇女进行健康指导与干预（3）跟踪随访	（1）备孕妇女的健康管理	1）健康监测与健康风险评估	（1）方法：讲授法、案例教学法（2）重点与难点：健康指导与干预	2
					2）健康指导与干预		
					3）跟踪随访		
		4-2-2　能对孕妇进行健康管理	（1）对孕妇进行健康监测（2）对孕妇进行健康风险评估（3）对孕妇进行健康指导与干预（4）跟踪随访	（2）孕妇的健康管理	1）孕妇的生理特点	（1）方法：讲授法、案例教学法（2）重点：孕妇的生理特点、健康监测与健康风险评估（3）难点：健康指导与干预	4
					2）健康监测与健康风险评估		
					3）健康指导与干预①孕期保健指导②孕期营养指导与干预③孕期运动指导与干预④孕期心理指导与干预		
					4）跟踪随访		
		4-2-3　能对产褥期妇女进行健康管理	（1）对产褥期妇女进行健康监测（2）对产褥期妇女进行健康风险评估（3）对产褥期妇女进行健康指导与干预（4）跟踪随访	（3）产褥期妇女的健康管理	1）产褥期的生理特点①产褥期生理变化②产褥期临床特点③产褥期心理变化	（1）方法：讲授法、案例教学法（2）重点：产褥期的生理特点、健康监测与健康风险评估、跟踪随访（3）难点：健康指导与干预	4
					2）健康监测与健康风险评估		
					3）健康指导与干预		
					4）跟踪随访		

2.1.2　三级/高级职业技能培训要求				2.2.2　三级/高级职业技能培训课程规范			
职业功能模块（模块）	培训内容（课程）	技能目标	培训细目	学习单元	课程内容	培训建议	课堂学时
4．不同人群的健康管理	4-3 围绝经期综合征的健康管理	4-3-1 能对围绝经期综合征进行健康管理	（1）对围绝经期综合征进行健康监测（2）对围绝经期综合征进行健康风险评估（3）对围绝经期综合征进行健康指导与干预（4）跟踪随访	（1）围绝经期综合征的健康管理	1）概述及流行特点 2）健康监测 ①危险因素 ②临床特点 ③健康信息收集 3）健康风险评估 4）健康指导与干预 5）跟踪随访	（1）方法：讲授法、案例教学法（2）重点：健康监测、健康风险评估（3）难点：健康指导与干预	4
	4-4 肥胖症的健康管理	4-4-1 能对肥胖症进行健康管理	（1）对肥胖症健康监测（2）对肥胖症高危人群及肥胖症进行健康风险评估（3）对肥胖症高危人群及肥胖症进行健康指导与干预（4）跟踪随访	（1）肥胖症的健康管理	1）概述及流行特点 2）健康监测 ①危险因素 ②临床特点 ③健康信息收集 3）健康风险评估 ①肥胖症高危人群的健康风险评估 ②肥胖症的健康风险评估 4）健康指导与干预 ①肥胖症高危人群的健康指导与干预 ②肥胖症和伴有并发症患者的健康指导与干预 5）跟踪随访	（1）方法：讲授法、案例教学法（2）重点：健康监测、健康风险评估、健康指导与干预（3）难点：健康指导与干预	4

2.1.2 三级／高级职业技能培训要求				2.2.2 三级／高级职业技能培训课程规范			
职业功能模块（模块）	培训内容（课程）	技能目标	培训细目	学习单元	课程内容	培训建议	课堂学时
4. 不同人群的健康管理	4-5 老年性肌肉衰减综合征的健康管理	4-5-1 能对老年性肌肉衰减综合征进行健康管理	（1）对老年性肌肉衰减综合征进行健康监测（2）对老年性肌肉衰减综合征高危人群及老年性肌肉衰减综合征进行健康风险评估（3）对老年性肌肉衰减综合征高危人群及老年性肌肉衰减综合征进行健康指导与干预（4）跟踪随访	（1）老年性肌肉衰减综合征的健康管理	1）概述及流行特点 2）健康监测 ①危险因素 ②临床特点 ③健康信息收集 3）健康风险评估 ①老年性肌肉衰减综合征高危人群的健康风险评估 ②老年性肌肉衰减综合征的健康风险评估 4）健康指导与干预 ①老年性肌肉衰减综合征高危人群的健康指导与干预 ②老年性肌肉衰减综合征患者的健康指导与干预 5）跟踪随访	（1）方法：讲授法、案例教学法（2）重点：健康监测、健康风险评估（3）难点：健康指导与干预	4
	4-6 口腔常见疾病的健康管理	4-6-1 能对龋齿病进行预防及健康管理	（1）对龋齿病进行健康监测（2）对龋齿病高危人群进行健康风险评估（3）对龋齿病高危人群及患者进行健康指导与干预（4）跟踪随访	（1）龋齿病的健康管理	1）概述及流行特点 2）健康监测 ①危险因素 ②临床特点 ③健康信息收集 3）健康风险评估 ①龋齿病高危人群的健康风险评估 ②龋齿病患者的健康风险评估 4）健康指导与干预 ①龋齿病高危人群的健康指导与干预 ②龋齿病患者的健康指导与干预 5）跟踪随访	（1）方法：讲授法、案例教学法（2）重点：健康监测、健康风险评估（3）难点：健康指导与干预	2

2.1.2　三级/高级职业技能培训要求				2.2.2　三级/高级职业技能培训课程规范			
职业功能模块（模块）	培训内容（课程）	技能目标	培训细目	学习单元	课程内容	培训建议	课堂学时
4. 不同人群的健康管理	4-6　口腔常见疾病的健康管理	4-6-2　能对牙龈病及牙周病进行健康管理	（1）对牙龈病及牙周病进行健康监测 （2）对牙龈病及牙周病高危人群进行健康风险评估 （3）对牙龈病及牙周病高危人群进行健康指导与干预 （4）跟踪随访	（2）牙龈病及牙周病的健康管理	1）概述及流行特点 2）健康监测 ①危险因素 ②临床特点 ③健康信息收集 3）健康风险评估 ①牙龈病及牙周病高危人群的健康风险评估 ②牙龈病和牙周病的健康风险评估 4）健康指导与干预 ①牙龈病及牙周病高危人群的健康指导与干预 ②牙龈病和牙周病的健康指导与干预 5）跟踪随访	（1）方法：讲授法、案例教学法 （2）重点：健康监测、健康风险评估 （3）难点：健康指导与干预	4
	4-7　吸烟及饮酒人群的健康管理	4-7-1　能识别成瘾行为	（1）依据成瘾行为的特征识别成瘾行为 （2）分析成瘾的因素	（1）成瘾行为	1）成瘾行为的概念 2）成瘾行为的特征 3）成瘾行为的形成过程 4）成瘾行为的影响因素	（1）方法：讲授法、案例教学法 （2）重点：成瘾行为的特征、影响因素 （3）难点：成瘾行为的形成过程	1
		4-7-2　能对吸烟人群进行健康管理	（1）帮助干预对象认识吸烟的危害 （2）对吸烟人群进行健康指导与干预	（2）吸烟人群的健康管理	1）概述与流行特点 2）吸烟的危害 ①吸烟的致癌风险 ②对心、脑血管的影响 ③对呼吸道的影响 ④对消化道的影响 ⑤女性吸烟的危害 ⑥被动吸烟的危害 3）健康指导与干预 ①吸烟人群的干预原则 ②吸烟人群的健康指导与干预	（1）方法：讲授法、案例教学法 （2）重点：吸烟的危害、健康指导与干预 （3）难点：吸烟人群的健康指导与干预	2

2.1.2 三级/高级职业技能培训要求				2.2.2 三级/高级职业技能培训课程规范			
职业功能模块（模块）	培训内容（课程）	技能目标	培训细目	学习单元	课程内容	培训建议	课堂学时
4.不同人群的健康管理	4-7 吸烟及饮酒人群的健康管理	4-7-3 能对饮酒人群进行健康管理	(1) 帮助干预对象认识过量饮酒的危害 (2) 对酒精成瘾者进行健康风险评估 (3) 对酒精成瘾者进行健康指导与干预	(3) 饮酒人群的健康管理	1) 过量饮酒的危害 ①急性酒精中毒 ②慢性酒精中毒	(1) 方法：讲授法、案例教学法 (2) 重点：过量饮酒的危害、酒精成瘾患者的健康风险评估 (3) 难点：酒精成瘾患者的健康指导与干预	2
					2) 酒精成瘾患者的健康风险评估		
					3) 酒精成瘾患者的健康指导与干预		
5.紧急救护知识	5-1 紧急救护知识	5-1-1 能对心搏骤停进行紧急救护	(1) 对心搏骤停前期的预防、预识和预警 (2) 对心搏骤停采取急救措施	(1) 心搏骤停的紧急救护	1) 心搏骤停和心肺复苏概述	(1) 方法：讲授法、案例教学法、演示法、实训法 (2) 重点与难点：心搏骤停的临床特点及判断标准；心搏骤停前期的预防、预识和预警；心肺复苏的基本步骤，心肺复苏有效指标和终止抢救的标准	4
					2) 心搏骤停前期的预防、预识和预警 ①心搏骤停前期的预防 ②心搏骤停前期的预识 ③心搏骤停前期的预警		
					3) 心肺复苏基本技能 ①成人心肺复苏 ②儿童和婴儿心肺复苏 ③心肺复苏的有效指标 ④终止抢救的标准		
课堂学时合计							135

附录 3 二级/技师职业技能培训要求与课程规范对照表

2.1.3 二级/技师职业技能培训要求				2.2.3 二级/技师职业技能培训课程规范			
职业功能模块（模块）	培训内容（课程）	技能目标	培训细目	学习单元	课程内容	培训建议	课堂学时
1. 健康监测	1-1 信息收集	1-1-1 能掌握健康调查问卷的结构	（1）掌握健康调查问卷的结构	（1）健康调查问卷的设计	1）健康调查问卷结构 ①标题 ②调查说明 ③健康调查问卷主题 ④核查项目和编码 ⑤作业证明记载		4
		1-1-2 能设计健康调查问卷	（1）设计健康调查问卷		2）健康调查问卷设计的步骤 ①健康需求评估 ②确定调查主题和变量 ③初步拟订问卷项目 ④健康调查问卷的版面设计 ⑤健康调查问卷的编码 ⑥健康调查问卷的预实验 ⑦健康调查问卷质量的评价	（1）方法：讲授法、演示法 （2）重点：健康调查问卷结构、健康调查问卷设计的步骤 （3）难点：健康调查问卷设计的步骤	
					3）健康调查问卷设计的注意事项		
		1-1-3 能应用健康问卷调查进行健康调查	（1）健康调查的实施	（2）健康调查的实施	1）健康调查的实施步骤 ①选择调查对象 ②分发健康调查问卷 ③回收和审查调查问卷 ④对健康调查结果处理和分析	（1）方法：讲授法、演示法 （2）重点：健康问卷调查的实施步骤 （3）难点：提高健康调查问卷回收率；提高健康调查问卷有效率	4

续表

2.1.3 二级/技师职业技能培训要求				2.2.3 二级/技师职业技能培训课程规范			
职业功能模块（模块）	培训内容（课程）	技能目标	培训细目	学习单元	课程内容	培训建议	课堂学时
1. 健康监测	1-1 信息收集	1-1-3 能应用健康问卷调查进行健康调查	(1) 健康调查的实施	(2) 健康调查的实施	2) 提高健康调查问卷回收率 ①影响健康调查问卷回收率的因素 ②提高健康调查问卷回收率的方法 3) 提高健康调查问卷有效率 ①影响调查问卷有效率的因素 ②提高调查问卷有效率的方法		
	1-2 信息管理与使用	1-2-1 能分类、汇总健康信息	(1) 健康信息分类 (2) 健康信息汇总	(1) 健康信息的管理与使用	1) 健康信息的统计学处理 ①健康信息的分类 ②健康信息的汇总 ③健康信息的描述与推断	(1) 方法：讲授法、演示法 (2) 重点：健康信息的统计学处理、健康分析报告的撰写 (3) 难点：健康分析报告的撰写	4
		1-2-2 能分析动态健康信息资料	(1) 描述健康信息 (2) 分析健康信息				
		1-2-3 能撰写健康信息分析报告	(1) 撰写健康信息分析报告		2) 健康分析报告的撰写		
		1-2-4 能建立、管理及应用健康档案	(1) 建立健康档案 (2) 管理健康档案 (3) 应用健康档案	(2) 健康档案的建立与管理	1) 健康档案概述 ①健康档案的概念 ②建立健康档案的目的和意义 2) 健康档案的建立 ①建立健康档案的要求 ②建立健康档案的原则 ③健康档案的内容 ④建立健康档案的对象 ⑤建立健康档案的方法 ⑥建立健康档案的流程	(1) 方法：讲授法 (2) 重点与难点：健康档案的建立、健康档案的管理	4

2.1.3　二级／技师职业技能培训要求				2.2.3　二级／技师职业技能培训课程规范			
职业功能模块（模块）	培训内容（课程）	技能目标	培训细目	学习单元	课程内容	培训建议	课堂学时
1.健康监测	1-2　信息管理与使用	1-2-4　能建立、管理及应用健康档案	（1）建立健康档案（2）管理健康档案（3）应用健康档案	（2）健康档案的建立与管理	3）健康档案的管理 ①健康档案的管理原则 ②健康档案的管理制度 ③健康档案的管理流程 ④健康档案的保管与使用		
					4）健康档案的应用 ①健康档案的应用范围 ②健康档案的信息共享		
		1-2-5　能应用智慧健康技术进行健康管理	（1）应用智慧健康技术	（3）智慧健康技术的应用	1）智慧健康概述	（1）方法：讲授法 （2）重点：智慧健康的特点 （3）难点：智慧健康的应用	2
					2）智慧健康的特点		
					3）智能健康服务产品		
					4）健康数据管理与服务系统		
					5）智慧健康技术在健康管理中的应用		
	1-3　健康监测方案的制订与实施	1-3-1　能制订健康监测方案	（1）健康监测方案的制订	（1）健康监测方案的制订	1）健康体检概述	（1）方法：讲授法 （2）重点与难点：健康监测方案的制订	4
					2）健康体检内容		
					3）健康体检方案的制订		
		1-3-2　能实施健康监测方案并进行质量控制	（1）实施健康监测方案（2）健康监测实施过程的质量控制	（2）健康监测方案的实施及质量控制	1）健康监测方案的实施	（1）方法：讲授法 （2）重点：健康监测方案的实施 （3）难点：健康监测实施过程的质量控制	4
					2）健康监测实施过程的质量控制		

附录

续表

2.1.3 二级/技师职业技能培训要求				2.2.3 二级/技师职业技能培训课程规范			
职业功能模块（模块）	培训内容（课程）	技能目标	培训细目	学习单元	课程内容	培训建议	课堂学时
2.健康风险评估和分析	2-1 健康风险评估	2-1-1 能识别健康危险因素	(1) 识别可改变的健康危险因素 (2) 识别不可改变的健康危险因素	(1) 健康危险因素的识别	1) 风险与健康风险的概念 2) 健康危险因素分类 ①可改变的健康危险因素 ②不可改变的健康危险因素 3) 健康危险因素的特点 ①广泛存在 ②交互协同作用明显 ③潜伏期长 ④特异性差	(1) 方法：讲授法、案例教学法 (2) 重点：健康危险因素分类、健康危险因素影响健康的特点 (3) 难点：健康危险因素的特点	4
		2-1-2 能对常见的健康风险进行评估	(1) 疾病风险评估 (2) 生命质量评估 (3) 生活方式/行为评估	(2) 常见的健康风险评估类型	1) 疾病风险评估 ①疾病风险评估的目的 ②疾病风险评估的特点 ③疾病风险评估的方法 ④疾病风险评估的步骤 ⑤疾病风险评估的注意事项 ⑥疾病风险评估与健康管理策略 2) 生命质量评估 ①生命质量评估的概念 ②生命质量评估的内容 ③生命质量评估常用量表 3) 生活方式/行为评估	(1) 方法：讲授法 (2) 重点和难点：疾病风险评估、生命质量评估、生活方式评估、行为方式评估	6
		2-1-3 能评估个体和群体的健康风险程度	(1) 掌握健康风险评估的步骤 (2) 评估个体健康风险 (3) 评估群体健康风险	(3) 健康风险评估的应用	1) 健康风险评估的步骤 ①收集死亡率资料 ②收集个人危险因素资料 ③将危险因素转换成危险分数 ④计算组合危险分数 ⑤计算存在死亡危险 ⑥计算评价年龄 ⑦计算增长年龄	(1) 方法：讲授法 (2) 重点：健康风险评估的步骤；评估个体、群体健康风险 (3) 难点：群体健康风险评估	4

128

续表

2.1.3 二级／技师职业技能培训要求				2.2.3 二级／技师职业技能培训课程规范			
职业功能模块（模块）	培训内容（课程）	技能目标	培训细目	学习单元	课程内容	培训建议	课堂学时
2. 健康风险评估和分析	2-1 健康风险评估	2-1-3 能评估个体和群体的健康风险程度	（1）掌握健康风险评估的步骤（2）评估个体健康风险（3）评估群体健康风险	（3）健康风险评估的应用	2）个体健康风险评估①健康型②自创性危险因素型③难以改变的危险因素型④一般性危险因素型 3）群体健康风险评估①不同人群的危险程度②危险因素属性分析③分析单项危险因素对健康的影响		
	2-2 健康风险分析	2-2-1 能够分析和解释健康风险评估报告	（1）分析健康风险评估报告（2）解释健康风险评估报告	（1）健康风险评估报告的分析与解释	1）个人健康信息汇总报告 2）疾病风险评估报告 3）危险因素状况 4）对可改善的危险因素解释并指导 5）健康年龄评估 6）危险因素重点提示报告	（1）方法：讲授法（2）重点：危险因素状况、对可改善的危险因素解释并指导、健康年龄评估（3）难点：对可改善的危险因素解释并指导	4
3. 健康指导与健康风险干预	3-1 健康教育计划与健康科普活动	3-1-1 能制订与评价健康教育计划	（1）制订健康教育计划（2）监督健康教育计划的组织实施（3）评价健康教育计划	（1）健康教育计划的制订与评价	1）健康教育计划的制订①制订原则②制订步骤 2）监督健康教育计划的组织实施 3）健康教育计划的评价①评价的种类和内容②评价的基本步骤③影响评价结果的因素	（1）方法：讲授法、案例教学法（2）重点：健康教育计划的制订、健康教育计划的评价（3）难点：健康教育计划的制订	4

2.1.3 二级/技师职业技能培训要求				2.2.3 二级/技师职业技能培训课程规范			
职业功能模块（模块）	培训内容（课程）	技能目标	培训细目	学习单元	课程内容	培训建议	课堂学时
3.健康指导与健康风险干预	3-1 健康教育计划与健康科普活动	3-1-2 能策划、组织实施与评价健康科普活动	（1）策划健康科普活动（2）实施健康科普活动（3）评价健康科普活动效果	（2）健康科普教育	1）健康科普活动概述 ①健康科普的相关概念及特点 ②健康科普活动的类型	（1）方法：讲授法、实训法、项目教学法（2）重点：健康科普活动的策划、组织实施、效果评价、健康科普文章的编写技巧（3）难点：健康科普活动的策划、组织实施	8
					2）科普活动的策划 ①综合分析 ②制订计划 ③方案优化 ④书面报告与方案的审定		
					3）健康科普活动的组织实施 ①健康科普活动的实施前期准备工作 ②健康科普活动的实施方案 ③健康科普活动结束的收尾工作		
					4）健康科普活动的效果评价 ①健康科普活动评价的程序 ②健康科普活动评价分析方法 ③调研和分析中应注意的问题 ④指标体系法在活动效果评价中的应用		
		3-1-3 能撰写健康科普文章	（1）编写健康科普文章		5）健康科普文章的编写 ①健康科普文章的编写技巧 ②健康科普文章的编写原则 ③健康科普文章的基本要求		

2.1.3 二级/技师职业技能培训要求				2.2.3 二级/技师职业技能培训课程规范			
职业功能模块（模块）	培训内容（课程）	技能目标	培训细目	学习单元	课程内容	培训建议	课堂学时
3. 健康指导与健康风险干预	3-2 健康风险干预	3-2-1 能制订与评价健康风险干预计划	（1）制订健康风险干预计划（2）评价健康风险干预计划（3）根据健康风险评估结果提出改进建议	（1）健康风险干预概述	1）健康风险干预的概念 2）健康风险干预的目的	（1）方法：讲授法（2）重点与难点：健康风险干预的目的	1
				（2）健康风险干预计划的制订与评价	1）健康风险干预计划制订的原则 2）健康风险干预计划的制订步骤 ①需求评估 ②确定优先目标 ③确定计划目标和指标 ④确定干预策略、措施和资源 ⑤安排干预活动的实施日程 ⑥干预计划的评价 3）健康风险干预计划的评价 ①评价的类型、内容和方法 ②评价的基本步骤	（1）方法：讲授法、项目教学法（2）重点与难点：健康风险干预计划的制订与评价	8
	3-3 心理健康指导与干预	3-3-1 能识别心理应激源	（1）心理应激源的识别	（1）心理应激	1）心理应激与健康 ①心理应激的概念 ②应激理论模式 ③心理应激对健康的影响 2）心理应激源 ①躯体性应激源 ②心理性应激源 ③文化性应激源 ④社会性应激源	（1）方法：讲授法、案例教学法（2）重点与难点：心理应激源、心理应激的中介机制、心理应激反应	4

附录

2.1.3 二级/技师职业技能培训要求				2.2.3 二级/技师职业技能培训课程规范			
职业功能模块（模块）	培训内容（课程）	技能目标	培训细目	学习单元	课程内容	培训建议	课堂学时
3．健康指导与健康风险干预	3-3 心理健康指导与干预	3-3-1 能识别心理应激源	（1）心理应激源的识别	（1）心理应激	3）心理应激的中介机制 ①认知评价 ②应对方式 ③社会支持 ④人格因素		
					4）心理应激反应 ①生理反应 ②心理反应		
		3-3-2 能进行心理评估	（1）掌握心理评估方法	（2）心理评估技能	1）心理评估的概念	（1）方法：讲授法 （2）重点：常用心理评估的方法 （3）难点：心理测验	2
					2）常用的心理评估方法 ①观察法 ②问卷法 ③访谈法 ④心理测验法		
		3-3-3 能识别常见的心理障碍	（1）识别常见异常心理 （2）识别常见的异常心理症状 （3）评估常见的心理障碍	（3）心理障碍的评估	1）正常心理与异常心理的区分 ①标准化区分 ②非标准化区分 ③常识性的区分 ④心理学的区分	（1）方法：讲授法、案例教学法 （2）重点与难点：常见心理症状的评估、常见心理疾病的评估	2
					2）常见心理症状的评估 ①认知障碍 ②情感障碍 ③意志障碍		
					3）常见心理疾病的评估 ①精神分裂症及妄想障碍 ②心境障碍 ③神经症 ④应激相关障碍 ⑤人格障碍 ⑥心理生理障碍 ⑦癔症		

2.1.3　二级/技师职业技能培训要求				2.2.3　二级/技师职业技能培训课程规范			
职业功能模块（模块）	培训内容（课程）	技能目标	培训细目	学习单元	课程内容	培训建议	课堂学时
3. 健康指导与健康风险干预	3-3　心理健康指导与干预	3-3-4　能进行心理咨询	（1）掌握心理咨询的程序 （2）掌握心理咨询技术	（4）心理咨询技能	1）心理咨询的概念 ①心理咨询与心理治疗的关系 ②心理咨询的分类	（1）方法：讲授法、案例教学法 （2）重点与难点：心理咨询的程序、心理咨询技术	2
					2）心理咨询的理论 ①精神分析理论 ②认知心理学理论 ③行为主义理论 ④来访者中心理论		
					3）心理咨询的程序 ①收集资料，探索问题 ②进行诊断，拟订方案 ③调节行为，改善心态 ④巩固成效，结束咨询		
					4）心理咨询的基本原则 ①针对性原则 ②回避性原则 ③综合性原则 ④保密性原则 ⑤灵活性原则 ⑥建立良好关系原则		
					5）心理咨询技术 ①建立关系的技术 ②参与性技术 ③影响性技术 ④消除阻抗		

2.1.3 二级/技师职业技能培训要求				2.2.3 二级/技师职业技能培训课程规范			
职业功能模块（模块）	培训内容（课程）	技能目标	培训细目	学习单元	课程内容	培训建议	课堂学时
4. 常见慢性非传染性疾病的健康管理	4-1 糖尿病的健康管理	4-1-1 能对糖尿病进行健康管理	(1) 对糖尿病进行健康监测 (2) 对糖尿病高危人群及患者进行健康风险评估 (3) 对糖尿病高危人群及患者进行健康指导与干预 (4) 跟踪随访	(1) 糖尿病的健康管理	1) 概述和流行特点 2) 健康监测 ①危险因素 ②临床特点 ③健康信息收集 3) 健康风险评估 ①糖尿病高危人群的健康风险评估 ②胰岛素抵抗、糖调节受损及糖尿病患者的健康风险评估 ③并发症筛查 4) 健康指导与干预 ①糖尿病高危人群的健康指导与干预 ②糖尿病患者的健康指导与干预 5) 跟踪随访	(1) 方法：讲授法、案例教学法 (2) 重点：健康监测、健康风险评估、健康指导与干预 (3) 难点：健康指导与干预	4
	4-2 高血压病的健康管理	4-2-1 能对高血压病进行健康管理	(1) 对高血压病进行健康监测 (2) 对高血压病高危人群及患者进行健康风险评估 (3) 对高血压病高危人群及患者进行健康指导与干预 (4) 跟踪随访	(1) 高血压病的健康管理	1) 概述和流行特点 2) 健康监测 ①危险因素 ②临床特点 ③健康信息收集 3) 健康风险评估 ①高血压病高危人群的健康风险评估 ②高血压病患者的健康风险评估 4) 健康指导与干预 ①高血压病高危人群的健康指导与干预 ②高血压病患者的健康指导与干预 5) 跟踪随访	(1) 方法：讲授法、案例教学法 (2) 重点：健康监测、健康风险评估、健康指导与干预 (3) 难点：健康指导与干预	4

续表

2.1.3　二级／技师职业技能培训要求				2.2.3　二级／技师职业技能培训课程规范			
职业功能模块（模块）	培训内容（课程）	技能目标	培训细目	学习单元	课程内容	培训建议	课堂学时
4.常见慢性非传染性疾病的健康管理	4-3 血脂异常的健康管理	4-3-1 能对血脂异常进行健康管理	（1）对血脂异常进行健康监测 （2）对血脂异常高危人群及患者进行健康风险评估 （3）对血脂异常高危人群及患者进行健康指导与干预 （4）跟踪随访	（1）血脂异常的健康管理	1）概述和流行特点 2）健康监测 ①危险因素 ②临床特点 ③健康信息收集 3）健康风险评估 ①血脂异常高危人群的健康风险评估 ②血脂异常患者的健康风险评估 4）健康指导与干预 ①血脂异常高危人群的健康指导与干预 ②血脂异常患者的健康指导与干预 5）跟踪随访	（1）方法：讲授法、案例教学法 （2）重点：健康监测、健康风险评估、健康指导与干预 （3）难点：健康指导与干预	3
	4-4 冠心病的健康管理	4-4-1 能对冠心病进行健康管理	（1）对冠心病进行健康监测 （2）对冠心病高危人群及患者进行健康风险评估 （3）对冠心病高危人群及患者进行健康指导与干预 （4）跟踪随访	（1）冠心病的健康管理	1）概述和流行特点 2）健康监测 ①危险因素 ②临床特点 ③健康信息收集 3）健康风险评估 ①冠心病高危人群的健康风险评估 ②冠心病患者的健康风险评估 4）健康指导与干预 ①冠心病高危人群的健康指导与干预 ②冠心病患者的健康指导与干预 5）跟踪随访	（1）方法：讲授法、案例教学法 （2）重点：健康监测、健康风险评估、健康指导与干预 （3）难点：健康指导与干预	2

2.1.3 二级/技师职业技能培训要求				2.2.3 二级/技师职业技能培训课程规范			
职业功能模块（模块）	培训内容（课程）	技能目标	培训细目	学习单元	课程内容	培训建议	课堂学时
4. 常见慢性非传染性疾病的健康管理	4-5 脂肪性肝病的健康管理	4-5-1 能对脂肪性肝病进行健康管理	（1）对脂肪性肝病进行健康监测（2）对脂肪性肝病高危人群及患者进行健康风险评估（3）对脂肪性肝病高危人群及患者进行健康指导与干预（4）跟踪随访	（1）脂肪性肝病的健康管理	1）概述和流行特点 2）健康监测①危险因素②临床特点③健康信息收集 3）健康风险评估①脂肪性肝病高危人群的健康风险评估②脂肪性肝病患者的健康风险评估 4）健康指导与干预①脂肪性肝病高危人群的健康指导与干预②脂肪性肝病患者的健康指导与干预 5）跟踪随访	（1）方法：讲授法、案例教学法（2）重点：健康监测、健康风险评估、健康指导与干预（3）难点：健康指导与干预	2
5. 培训与指导	5-1 现代教育技术应用	5-1-1 能掌握教学方法	（1）现场教学技术的应用（2）远程教学技术的应用	（1）现代教育技术应用	1）现代教育技术的概念及特点 2）现场教学法的概念、分类及特点 3）远程教学法的概念、分类及特点 4）现场教学与远程教学的区别	（1）方法：讲授法（2）重点与难点：现场教学法的概念、分类及特点，远程教学法的概念、分类及特点	2
	5-2 培训与指导	5-2-1 能对三级健康管理师进行理论、实际操作的培训与指导	（1）制订培训计划（2）编写教案及教学准备（3）实施健康管理师培训	（1）健康管理师的培训与指导	1）培训概述 2）培训的目的 3）培训的形式 4）培训计划的制订 5）编写教案及教学准备 6）培训的实施	（1）方法：讲授法、项目教学法（2）重点：健康管理师培训计划的制订、实施，培训效果的评价（3）难点：培训的实施	6

2.1.3　二级/技师职业技能培训要求				2.2.3　二级/技师职业技能培训课程规范			
职业功能模块（模块）	培训内容（课程）	技能目标	培训细目	学习单元	课程内容	培训建议	课堂学时
5. 培训与指导	5-2 培训与指导	5-2-1 能对三级健康管理师进行理论、实际操作的培训与指导	（4）评价健康管理师培训结果（5）指导三级健康管理师进行健康管理技能操作	（1）健康管理师的培训与指导	7）培训效果的评价①评价方法②评价内容及形式 8）指导三级健康管理师进行健康管理技能操作		
培训学时合计							98

附录 4　一级/高级技师职业技能培训要求与课程规范对照表

2.1.4　一级/高级技师职业技能培训要求				2.2.4　一级/高级技师职业技能培训课程规范			
职业功能模块（模块）	培训内容（课程）	技能目标	培训细目	学习单元	课程内容	培训建议	课堂学时
1. 常见慢性非传染性疾病的健康管理	1-1 骨质疏松症的健康管理	1-1-1 能对骨质疏松症进行健康管理	（1）对骨质疏松症进行健康监测（2）对骨质疏松症高危人群及患者进行健康风险评估（3）对骨质疏松性骨折进行风险预测（4）对骨质疏松症高危人群及患者进行健康指导与干预（5）跟踪随访	（1）骨质疏松症的健康管理	1）概述和流行特点 2）健康监测①危险因素②分类与临床特点③健康信息收集 3）健康风险评估①骨质疏松症高危人群的健康风险评估②骨质疏松症患者的健康风险评估③骨质疏松性骨折的风险预测 4）健康指导与干预①骨质疏松症高危人群的健康指导与干预②骨质疏松症患者的健康指导与干预 5）跟踪随访	（1）方法：讲授法、案例教学法（2）重点与难点：健康监测、健康风险评估、健康指导与干预	4

137

2.1.4 一级/高级技师职业技能培训要求				2.2.4 一级/高级技师职业技能培训课程规范			
职业功能模块（模块）	培训内容（课程）	技能目标	培训细目	学习单元	课程内容	培训建议	课堂学时
1. 常见慢性非传染性疾病的健康管理	1-2 高尿酸血症与痛风的健康管理	1-2-1 能对高尿酸血症与痛风进行健康管理	（1）对高尿酸血症与痛风进行健康监测（2）对高尿酸血症与痛风高危人群及患者进行健康风险评估（3）对高尿酸血症与痛风高危人群及患者进行健康指导与干预（4）跟踪随访	（1）高尿酸血症与痛风的健康管理	1）概述和流行特点 2）健康监测 ①危险因素 ②临床特点 ③健康信息收集 3）健康风险评估 ①高尿酸血症与痛风高危人群的健康风险评估 ②高尿酸血症与痛风患者的健康风险评估 4）健康指导与干预 ①高尿酸血症与痛风高危人群的健康指导与干预 ②高尿酸血症与痛风患者的健康指导与干预 5）跟踪随访	（1）方法：讲授法、案例教学法（2）重点与难点：健康监测、健康风险评估、健康指导与干预	4
	1-3 慢性阻塞性肺疾病的健康管理	1-3-1 能对慢性阻塞性肺疾病进行健康管理	（1）对慢性阻塞性肺疾病进行健康监测（2）对慢性阻塞性肺疾病高危人群及患者进行健康风险评估（3）对慢性阻塞性肺疾病高危人群及患者进行健康指导与干预（4）跟踪随访	（1）慢性阻塞性肺疾病的健康管理	1）概述和流行特点 2）健康监测 ①危险因素 ②临床特点 ③健康信息收集 3）健康风险评估 ①慢性阻塞性肺疾病高危人群的健康风险评估 ②慢性阻塞性肺疾病患者的健康风险评估 4）健康指导与干预 ①慢性阻塞性肺疾病高危人群的健康指导与干预 ②慢性阻塞性肺疾病患者的健康指导与干预 5）跟踪随访	（1）方法：讲授法、案例教学法（2）重点与难点：健康监测、健康风险评估、健康指导与干预	4

2.1.4　一级/高级技师职业技能培训要求				2.2.4　一级/高级技师职业技能培训课程规范			
职业功能模块（模块）	培训内容（课程）	技能目标	培训细目	学习单元	课程内容	培训建议	课堂学时
1. 常见慢性非传染性疾病的健康管理	1-4 恶性肿瘤的健康管理	1-4-1 能对恶性肿瘤进行健康管理	（1）对恶性肿瘤高危人群及患者进行风险评估 （2）对恶性肿瘤高危人群及患者进行健康指导与干预 （3）跟踪随访	（1）恶性肿瘤的健康管理	1）概述和流行特点 2）健康监测 ①危险因素 ②临床特点 ③健康信息收集 3）健康风险评估 ①恶性肿瘤高危人群的识别与筛查 ②恶性肿瘤患者的健康风险评估 4）健康指导与干预 ①恶性肿瘤高危人群的健康指导与干预 ②恶性肿瘤患者的健康指导与干预 5）跟踪随访	（1）方法：讲授法、案例教学法 （2）重点与难点：健康监测、健康风险评估、健康指导与干预	4
2. 康复技术与健康管理	2-1 康复评估	2-1-1 能对个体进行康复评估	（1）运动功能的评估 （2）日常生活活动能力的评估 （3）语言功能的评估 （4）认知水平的评估 （5）疼痛评估	（1）康复医学概述	1）康复与康复医学的概念 2）服务对象 3）三级康复网络服务理念 4）康复机构建设和服务现状	（1）方法：讲授法 （2）重点与难点：康复与康复医学的概念、三级康复网络服务理念	1
				（2）社区康复	1）社区康复的概念 2）社区康复的产生与发展 3）社区康复的基本原则 4）社区康复的特点 5）社区康复的工作内容	（1）方法：讲授法 （2）重点与难点：社区康复基本原则、社区康复的特点、社区康复的工作内容	1
				（3）康复评估技术	1）评估概述 2）康复评估方法 ①运动功能评估 ②日常生活活动能力评估 ③语言功能的评估 ④认知水平的评估 ⑤疼痛评估	（1）方法：讲授法、演示法、实训法 （2）重点与难点：康复评估方法、康复计划制订	4

2.1.4　一级/高级技师职业技能培训要求				2.2.4　一级/高级技师职业技能培训课程规范			
职业功能模块（模块）	培训内容（课程）	技能目标	培训细目	学习单元	课程内容	培训建议	课堂学时
2．康复技术与健康管理	2-1　康复评估	2-1-2　能制订康复计划	（1）康复计划的制订	（4）制订康复计划	1）确定康复目标 ①近期目标 ②远期目标 2）制定康复训练内容 3）康复训练的注意事项 4）评价康复效果与修订康复计划	（1）方法：讲授法、项目教学法 （2）重点与难点：制定康复训练内容	1
	2-2　康复技术	2-2-1　能根据评估结果选择训练方法，指导患者进行运动治疗	（1）关节活动度训练 （2）肌力训练 （3）肌耐力训练 （4）平衡功能训练 （5）协调功能训练 （6）站立步行训练 （7）指导患者进行运动治疗	（1）运动疗法	1）关节活动度训练 2）肌力训练 3）肌耐力训练 4）平衡功能训练 5）协调功能训练 6）站立步行训练	（1）方法：讲授法、演示法、实训法 （2）重点与难点：常用的运动疗法的训练方法、适应证、禁忌证	4
		2-2-2　能根据评估结果选择物理因子疗法	（1）根据评估结果选择物理因子疗法 （2）根据疾病的不同阶段选择物理因子疗法	（2）物理因子疗法	1）电疗法 2）光疗法 3）磁疗法 4）超声波疗法 5）传导热疗法	（1）方法：讲授法、演示法、实训法 （2）重点与难点：常见物理因子疗法的操作方法、适应证、禁忌证	2
		2-2-3　能根据评估结果选择作业疗法，指导患者进行作业治疗法	（1）根据评估结果选择作业疗法 （2）指导患者进行作业治疗	（3）作业疗法	1）作业疗法的概述 2）作业疗法的评估 3）作业治疗的作用 4）作业活动的分析 5）作业治疗方法的选择 6）作业疗法的适应证与禁忌证	（1）方法：讲授法、演示法、实训法 （2）重点与难点：作业疗法评估、作业活动分析	2

2.1.4　一级/高级技师职业技能培训要求				2.2.4　一级/高级技师职业技能培训课程规范			
职业功能模块（模块）	培训内容（课程）	技能目标	培训细目	学习单元	课程内容	培训建议	课堂学时
2.康复技术与健康管理	2-3　常见慢性非传染性疾病的健康管理与康复指导	2-3-1　能对脑卒中进行健康管理与康复指导	（1）对脑卒中进行健康监测（2）对脑卒中高危人群及患者进行健康风险评估（3）对脑卒中患者进行功能评估（4）对脑卒中高危人群及患者进行健康指导与干预（5）对脑卒中患者进行康复指导与干预（6）跟踪随访	（1）脑卒中的健康管理与康复指导	1）概述和流行特点　2）健康监测　①危险因素　②临床特点　③健康信息收集　3）健康风险评估　①脑卒中高危人群的健康风险评估　②脑卒中患者的健康风险评估　③脑卒中患者的功能评估　4）健康指导与干预　①脑卒中高危人群的健康指导与干预　②脑卒中患者的健康指导与干预　③脑卒中患者的康复指导与干预　5）跟踪随访	（1）方法：讲授法、案例教学法、演示法、实训法（2）重点：健康监测、健康风险评估、健康指导与干预（3）难点：功能评估、康复指导与干预	4
		2-3-2　能对阿尔茨海默病进行健康管理与康复指导	（1）对阿尔茨海默病进行健康监测（2）对阿尔茨海默病高危人群及患者进行健康风险评估（3）对阿尔茨海默病患者进行功能评估（4）对阿尔茨海默病高危人群及患者进行健康指导与干预（5）对阿尔茨海默病患者进行康复指导与干预（6）跟踪随访	（2）阿尔茨海默病的健康管理与康复指导	1）概述和流行特点　2）健康监测　①危险因素　②临床特点　③健康信息收集　3）健康风险评估　①阿尔茨海默病高危人群的健康风险评估　②阿尔茨海默病患者的健康风险评估　③阿尔茨海默病患者的功能评估　4）健康指导与干预　①阿尔茨海默病高危人群的健康指导与干预　②阿尔茨海默病患者的健康指导与干预　③阿尔茨海默病患者的康复指导与干预　5）跟踪随访	（1）方法：讲授法、案例教学法、演示法、实训法（2）重点：健康监测、健康风险评估、健康指导与干预（3）难点：功能评估、康复指导与干预	4

续表

2.1.4　一级 / 高级技师职业技能培训要求				2.2.4　一级 / 高级技师职业技能培训课程规范			
职业功能模块（模块）	培训内容（课程）	技能目标	培训细目	学习单元	课程内容	培训建议	课堂学时
2. 康复技术与健康管理	2–3　常见慢性非传染性疾病的健康管理与康复指导	2–3–3　能对颈椎病进行健康管理与康复指导	（1）对颈椎病进行健康监测 （2）对颈椎病高危人群及患者进行健康风险评估 （3）对颈椎病患者进行功能评估 （4）对颈椎病高危人群及患者进行健康指导与干预 （5）对颈椎病患者进行康复指导与干预 （6）跟踪随访	（3）颈椎病的健康管理与康复指导	1）概述和流行特点 2）健康监测 ①危险因素 ②临床特点 ③健康信息收集 3）健康风险评估 ①颈椎病高危人群的健康风险评估 ②颈椎病患者的健康风险评估 ③颈椎病患者的功能评估 4）健康指导与干预 ①颈椎病高危人群的健康指导与干预 ②颈椎病患者的健康指导与干预 ③颈椎病患者的康复指导与干预 5）跟踪随访	（1）方法：讲授法、案例教学法、演示法、实训法 （2）重点：健康监测、健康风险评估、健康指导与干预 （3）难点：功能评估、康复指导与干预	4
		2–3–4　能对肩关节周围炎进行健康管理与康复指导	（1）对肩关节周围炎进行健康监测 （2）对肩关节周围炎高危人群及患者进行健康风险评估 （3）对肩关节周围炎患者进行功能评估 （4）对肩关节周围炎高危人群及患者进行健康指导与干预 （5）对肩关节周围炎患者进行康复指导与干预 （6）跟踪随访	（4）肩关节周围炎的健康管理与康复指导	1）概述和流行特点 2）健康监测 ①危险因素 ②临床特点 ③健康信息收集 3）健康风险评估 ①肩关节周围炎高危人群的健康风险评估 ②肩关节周围炎患者的健康风险评估 ③肩关节周围炎患者的功能评估 4）健康指导与干预 ①肩关节周围炎高危人群的健康指导与干预 ②肩关节周围炎患者的健康指导与干预 ③肩关节周围炎患者的康复指导与干预 5）跟踪随访	（1）方法：讲授法、案例教学法、演示法、实训法 （2）重点：健康监测、健康风险评估、健康指导与干预 （3）难点：功能评估、康复指导与干预	2

续表

2.1.4　一级/高级技师职业技能培训要求				2.2.4　一级/高级技师职业技能培训课程规范			
职业功能模块（模块）	培训内容（课程）	技能目标	培训细目	学习单元	课程内容	培训建议	课堂学时
2.康复技术与健康管理	2-3　常见慢性非传染性疾病的健康管理与康复指导	2-3-5　能对退行性骨关节病进行健康管理与康复指导	（1）对退行性骨关节病进行健康监测（2）对退行性骨关节病高危人群及患者进行健康风险评估（3）对退行性骨关节病患者进行功能评估（4）对退行性骨关节病高危人群及患者进行健康指导与干预（5）对退行性骨关节病患者进行康复指导与干预（6）跟踪随访	（5）退行性骨关节病的健康管理与康复指导	1）概述和流行特点 2）健康监测①危险因素②临床特点③健康信息收集④常见的退行性骨关节病 3）健康风险评估①退行性骨关节病高危人群的健康风险评估②退行性骨关节病患者的健康风险评估③退行性骨关节病患者的功能评估 4）健康指导与干预①退行性骨关节病高危人群的健康指导与干预②退行性骨关节病患者的健康指导与干预③退行性骨关节病患者的康复指导与干预 5）跟踪随访	（1）方法：讲授法、案例教学法、演示法、实训法（2）重点：健康监测、健康风险评估、健康指导与干预（3）难点：功能评估、康复指导与干预	2
3.培训、指导与科研	3-1　培训与指导	3-1-1　能对二级、三级健康管理师进行理论、实际操作的培训与指导	（1）对二级、三级健康管理师进行培训理论（2）对二级、三级健康管理师进行技能操作指导	（1）健康管理师的培训与指导	1）对三级、二级健康管理师进行理论培训 2）指导二级健康管理师开展健康科普讲座 3）对三级、二级健康管理师进行健康管理技能操作指导	（1）方法：讲授法（2）重点与难点：对三级、二级健康管理师进行理论、技能操作的培训与指导	2

续表

2.1.4 一级/高级技师职业技能培训要求				2.2.4 一级/高级技师职业技能培训课程规范			
职业功能模块（模块）	培训内容（课程）	技能目标	培训细目	学习单元	课程内容	培训建议	课堂学时
3. 培训、指导与科研	3-2 健康管理的科研	3-2-1 能完成健康管理科研工作	（1）选择科研课题与设计 （2）检索文献及综述 （3）设计与实施科研项目 （4）撰写科研论文	（1）健康管理的科研	1）科研课题的选择 2）文献检索及综述 3）科研项目的设计与实施 4）科研论文撰写	（1）方法：讲授法 （2）重点：文献检索、选择科研课题 （3）难点：设计与实施科研项目	8
课堂学时合计							57